牙齿这件小事

你一定想要的口腔医学知识扭蛋机

刘晓默　著

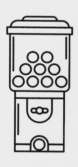

U0189384

科学普及出版社

·北京·

图书在版编目（CIP）数据

牙齿这件小事：你一定想要的口腔医学知识扭蛋机 / 刘晓默著 . — 北京：科学普及出版社，2023.8

ISBN 978-7-110-10633-4

Ⅰ . ①牙… Ⅱ . ①刘… Ⅲ . ①口腔科学—普及读物 Ⅳ . ① R78-49

中国国家版本馆 CIP 数据核字 (2023) 第 171339 号

策划编辑	王　微　郭仕薪	
责任编辑	王　微	
文字编辑	李琳珂	
装帧设计	佳木水轩	
责任印制	李晓霖	

出　　版	科学普及出版社
发　　行	中国科学技术出版社有限公司发行部
地　　址	北京市海淀区中关村南大街 16 号
邮　　编	100081
发行电话	010-62173865
传　　真	010-62179148
网　　址	http://www.cspbooks.com.cn

开　　本	787mm×1092mm　1/32
字　　数	117 千字
印　　张	8.5
版　　次	2023 年 8 月第 1 版
印　　次	2023 年 8 月第 1 次印刷
印　　刷	北京盛通印刷股份有限公司
书　　号	ISBN 978-7-110-10633-4/R·918
定　　价	58.00 元

内容提要

北京大学口腔医学院专业口腔医生，写给全家人的口腔医学知识读本，需要像扭蛋机一样扭出来！

这是一部兼具实用性和趣味性的入门级口腔医学科普书。作者以轻科普与轻人文相结合、文字与漫画插图相结合的方式，介绍了口腔医学相关的医学知识。书中所述涵盖了牙齿和口腔科的历史、牙齿生理结构、儿童牙齿保健、成人牙齿保健、老年牙齿保健、口腔健康与全身健康、口腔疾病就诊指南等内容，为青少年和对口腔医学感兴趣的读者了解口腔医学及保健知识提供了系统丰富的内容和轻松有趣的阅读体验。

专家推荐

医学科普对于促进全民健康水平提升发挥着举足轻重的作用，医生做科普义不容辞、责无旁贷。《牙齿这件小事》是北大医学众多科普作品中的优秀代表之一，这本书以风趣的语言和生动的形式传播口腔保健常识，让健康科普真正做到了看得懂、学得会、用得上。

中国工程院院士
北京大学常务副校长兼医学部主任
乔杰

科技创新、科学普及是实现创新发展的两翼。医学科普是医务工作者重要的社会责任，是健康中国建设不可或缺的一环。《牙齿这件小事》以生动有趣的形式呈现口腔医学知识，值得肯定与鼓励。希望越来越多的医生加入医学科普的行列，普及医学常识，倡导健康生活理念。

中国工程院院士
北京清华长庚医院院长
董家鸿

口腔健康事关全身健康，全社会口腔健康意识的提升有赖于高水平的口腔科普。《牙齿这件小事》以生动灵活的方式，全方位地向公众传播口腔医学知识，充分展现了医学科普的有趣与实用，值得所有对口腔健康感兴趣的朋友们阅读。

北京大学原副校长

北京大学口腔颅面生长发育研究中心主任

林久祥

目 录

扭

8

圈

投币！
开启牙齿健康扭蛋机

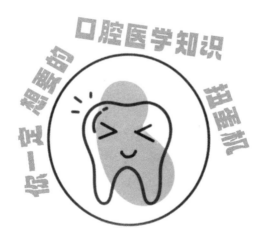

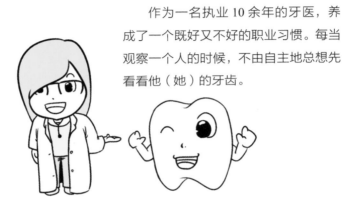

作为一名执业 10 余年的牙医，养成了一个既好又不好的职业习惯。每当观察一个人的时候，不由自主地总想先看看他（她）的牙齿。

记得和一位多年未见的高中同学见面时，她刚一说话，我就看出了她前面的 4 颗烤瓷牙，不是在正规诊所做的那种，不仅牙龈边缘退缩，而且呈现出不健康的暗红色，顿时觉得好心塞。还有很多大明星，说起她们的牙齿，只能是笑而不语了。

那么，牙齿是什么呢？是我们人体的器官？是吃东西的工具？还是明眸皓齿的"代言人"？其实，牙齿没那么简单，大家太小看它啦。在我看来，它是多才多艺的多面手。

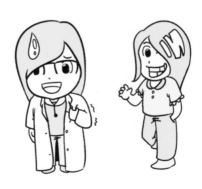

牙齿是吃货标配。牙齿的莫氏硬度可以达到 5～6，和削铅笔的小刀差不多，算得上人类身体最坚硬的器官。咬榛子、核桃，碎面包蟹、大龙虾的钳子，甚至啃树皮都不在话下。所以，对于吃货们来说，一副铁齿钢牙是标配。

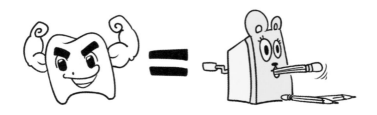

牙齿是华丽装饰。古代文学名著中的美女，大多是瓜子脸、桃花面、柳叶眉、杏核眼、悬胆鼻、樱桃口、点绛唇，再加上光洁如贝的美丽牙齿。生活在公元前 15 世纪的玛雅人，专门为牙齿镶嵌各种宝石或在牙齿上进行雕刻。所以说露出金牙算不上什么，露出镶满钻石的雕花牙才称得上小奢侈。

牙齿是犀利工具。除了用来吃东西以外，牙齿的功能还有很多，比如酒桌上经常有人用它开啤酒瓶盖，见

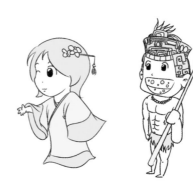

到零食的小朋友经常用它撕开各种包装袋。更有奇人，比如德国人里克特 32.39 秒用牙拔掉了木板上的 5 颗钉子，俄罗斯人萨里波夫用牙拉动万斤汽车，他们因此都创造了吉尼斯世界纪录。

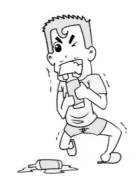

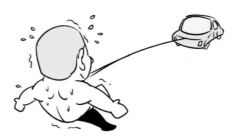

牙齿是进攻武器。我们经常说武装到了牙齿。小时候读到这句话，我时常想为什么不把牙齿也武装一下？后来恍然大悟，因为牙齿本身就是武器。泰森用它咬下了霍利菲尔德的半只耳朵，乌拉圭足球运动员苏亚雷斯用它在意大利运动员基耶利尼的肩膀上留下一排牙印。除此之外，以牙齿描述的武器，比如秦明的"狼牙棒"、犬夜叉的"铁碎牙"，也都让敌人们闻"牙"丧胆。

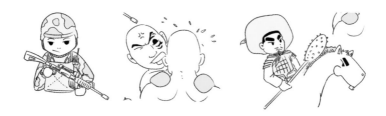

　　牙齿是历史印记。牙齿特殊的成分，使其如同钻石一般具有了永恒久远的特性，一颗牙齿的流传往往印证了历史的沧桑。我国境内已知的最早远古居民元谋人，生活在 170 万年前，元谋人的发现就是通过两颗牙齿化石判定的。最近在湖南道县发现的人类牙齿化石，把东亚早期现代人的历史推到了 8 万~10 万年前。在苏联的松希尔，考古学家 1955 年发现了一个 3 万年前的墓葬遗址，牙齿是重要的陪葬品，在墓穴里一男一女两个孩子的身上，男孩盖着 5000 颗象牙珠子，戴着狐狸牙齿装饰的帽子，皮带上也有 250 颗狐狸牙齿；女孩身上则有 5250 颗象牙珠子。

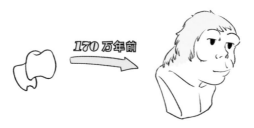

牙齿是人文情怀。有人统计，唐诗宋词中写到牙齿的有300多首。唐朝大文豪韩愈堪称以齿言志的达人，一生留下了多首展现古人饱受牙患之苦的诗篇，读罢让人感同身受。比如韩愈的《祭十二郎文》中写道：

吾年未四十，而视茫茫，而发苍苍，而齿牙动摇。

在另一首《落齿》中，韩愈借牙齿慨叹人生：

去年落一牙，今年落一齿。
俄然落六七，落势殊未已。

韩大诗人这牙周炎看来不轻，对于落齿的描写反映了作者的心性从紧张到旷达、从愁然惧死到乐天知命的历程。

"诗王"白居易在《新秋早起，有怀元少尹》中描写凄凉秋景：

秋来转觉此身衰，
晨起临阶盥漱时。
漆匣镜明头尽白，
铜瓶水冷齿先知。

白大诗人也受到牙敏感不小的困扰。

其实，牙齿就是牙齿，伴随你我一辈子。童年时担心因为吃糖多牙齿被牙虫吃掉，换牙时悄悄把退下的乳牙藏在文具盒里，少年时担心牙齿长得歪七扭八，青年时经常对着镜子练习露出 8 颗牙齿的标准微笑，中年时牙齿敏感只能对冷热酸甜望而却步，年老时因为牙齿越来越少黯然神伤。

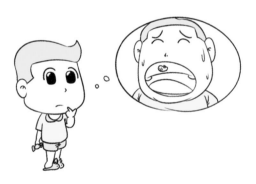

起初想给本书的主人公取名为"牙牙"，但汉语赋予了牙齿精妙的内涵，牙是牙，齿是齿，牙加齿才包括了牙齿的全部。形容人们生气时，经常会说咬牙切齿，实际上这个成语点出了牙和齿的区别。古汉语里，牙指的是后面的磨牙，所以是咬；齿指的是前面的切牙，所以是切。比如，唇亡齿寒，寒的是前面切牙，至于里面的磨牙，还是比较温暖的。

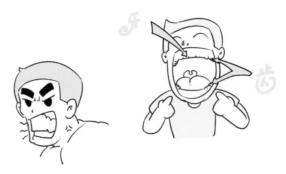

关心它、爱护它，牙齿会成为你光辉吃生中披荆斩棘的大将军，不关心它、不爱护它，牙齿会化身让硬汉痛得汗水淋淋、让淑女痛得披头散发的捣蛋鬼。但无论是横扫一切美食的快感，还是痛起来要了命的痛楚，牙齿都与我们相伴一生，大笑时你会展示它，大哭时你会露出它，惊讶时你会呈现它。朋友们，让我们开启扭蛋机，与牙齿一起开启一段奇幻之旅吧！

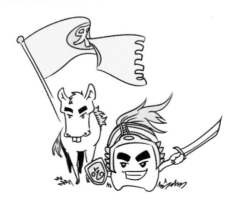

扭 1 圈
牙齿，进化的证言

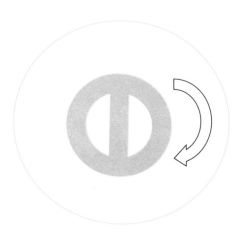

人类进化的杰出成就

牙齿是极美好的。它像温婉的淑女，白里透着珠黄，闪耀着温润之光；它似果敢的型男，坚毅中藏着锋利，显露出咬碎一切的勇气。

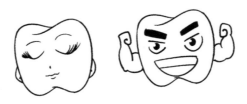

牙齿是物种进化的杰出成就。有牙齿是脊椎动物的重要特征，有乳牙恒牙替换的二出牙则是更高级的哺乳动物区别于爬行动物祖先的重要特征。所谓二出牙，就是有一套孩提时代的乳牙，还有一套成年的恒牙。

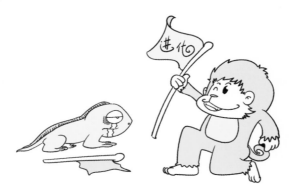

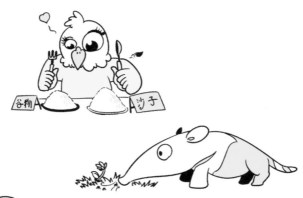

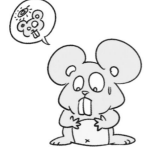

　　有牙比没牙幸福，有二出牙比常替牙幸福。比如，鸟类没有牙齿，吃谷物的同时还必须配点沙子帮助碾磨；食蚁兽没有牙齿，只能囫囵吞枣地吃些蚂蚁这样的小东西。很多动物一生都在长牙，比如老鼠，门牙不断生长，不定期磨除就会影响进食，甚至可能刺破下颌或颈部而一命呜呼。也有很多动物一生都在换牙，从不担心可能有缺牙的烦恼，比如鲨鱼、鳄鱼，牙掉了还会长新的。

鳄鱼不断长牙的特点，被人们转化为了一种神秘的原始崇拜。欧洲中世纪的云游牙匠常常随身携带一只鳄鱼标本，在患者拔牙后迅速塞入其口中，幻想可以如鳄鱼一样令牙齿再生。在荷兰画家格里特·窦的一幅油画作品中，可以看到最下端的桌子上，分别摆着鳄鱼和玻璃瓶。牙匠拔牙后会立刻往患者嘴里塞入鳄鱼尾巴，以此止血止痛。玻璃瓶中很可能装的是治疗牙痛的酊剂。中世纪的"牙医"在治疗牙痛时，会用锉刀锉掉龋齿部分，然后涂上一种弱酸性的氨氮水，认为这样做能够起到杀死"牙虫"的作用。

人类的二出牙数量不同，绝大多数人的乳牙是 20 颗，恒牙是 32 颗。也有较少一部分人存在先天缺牙现象，乳牙或恒牙牙胚少于 20 颗或 32 颗。随着人类进化，智齿缺失的现象比较常见。还有一些人先天不缺牙，但个别牙齿，特别是"智齿"存在阻生现象无法萌出，口内实际萌出牙齿的数量少于大部分人。为什么是 20 颗或 32 颗？这与牙齿的功能和颌骨的容量有关。32 颗恒牙由上下左右 4 个象限组成，每个象限从中间开始包括 2 颗切牙、1 颗尖牙、2 颗前磨牙、3 颗磨牙。乳牙可以被视作是简化版的恒牙，每个象限包括 2 颗乳切牙、1 颗乳尖牙、2 颗乳磨牙。

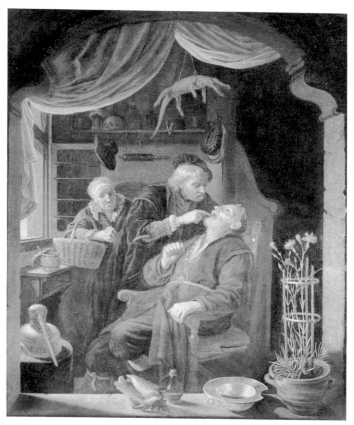

正在检查牙齿的牙匠（格里特·窦，1660 年左右，私人藏品）

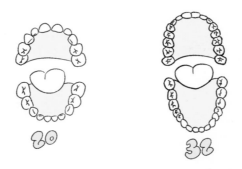

颌骨是牙齿的根据地，恒牙肩并肩地排列在一起。随着人类吃的食物越来越精细，咀嚼的强度不断降低，人类的颌骨尺寸也处在逐步退化的趋势中。所以很多人的智齿，由于没有空间，被挤得无法萌出，成了著名的"阻生牙"。而长出来的智齿，也大多因为空间狭窄，食物容易堆积，牙刷经常照顾不到，引发龋齿甚至是牙髓炎，成了口腔急诊里的常客，最后不得不忍痛拔掉。

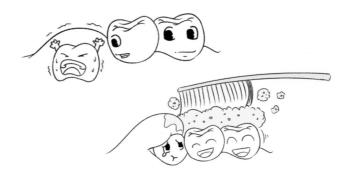

大家可能会想，不断长牙或不断替牙看起来不错，很多困扰人类的牙齿问题似乎都因此而不复存在了。牙齿因病"阵亡"时，只需要让"新兵"补充上来就行了。但事实并非如此，牙齿的最重要功能是咀嚼，有效咀嚼的前提是良好的咬合关系。

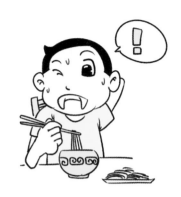

不断长牙或不断替牙，势必会影响咬合关系的构建。忽然间，几颗大獠牙把嘴巴撑起来了，门牙连面条都咬不断了岂不是很悲催。

身材之美

牙齿，你为什么这么美好呢？归结起来，可以说牙齿有"三美"：身材之美、成分之美、对称之美。

先说身材之美。牙齿有 4 种基本身材：切牙，就是我们常说的门牙；尖牙，从中间向两边数的第 3 颗，也常叫犬牙或虎牙；前磨牙，第 4 颗和第 5 颗牙；磨牙，后面的两颗大牙，还包括最后长出的智齿也是磨牙。

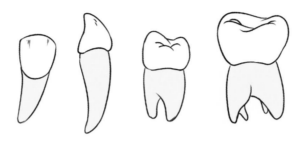

　　切牙的功能是切断食物，咬或啃的动作是切牙的特征。尖牙的功能是撕裂食物，看看虎豹豺狼锋利的大尖牙，再厚的骨肉也要把它们撕碎。前磨牙和磨牙的功能顾名思义，主要是碾碎食物，嚼的动作基本是磨牙们完成的。所以，牙齿的工作，可以用4个字来概括——咬、啃、撕、嚼。

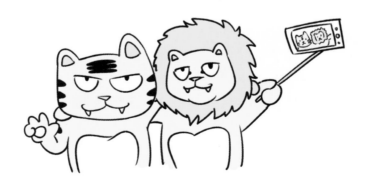

　　牙齿是秀外慧中的美人。我们看到的牙齿，主要是牙龈以上的部分，其实牙齿还有更美的腰身羞答答地藏在牙龈下和牙槽骨中。好吧，那就请牙齿站出来展示一下身材吧!

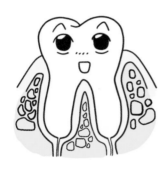

　　牙齿由牙冠、牙颈部、牙根 3 部分组成，牙冠是露在外面的"大脑袋"，坚硬锋利，负责捣碎一切食物；牙颈部是连接牙冠和牙根的曲线部分，是牙齿撩人的小蛮腰；牙根是牙齿粗壮的大腿，深植于牙槽骨之中，起到"任尔东西南北风，我自岿然不动"的固位作用。

　　像小黄人的眼睛数目不同一样，牙齿的牙根数也不一样，切牙用来切割食物，因此是单根，磨牙主要咀嚼功能，根多分叉为 2～3 根，增强了牙齿的稳定性。

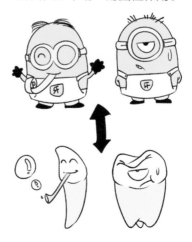

牙齿还是白里透红的美人。牙齿的解剖结构像人体由外到内由皮肤、脂肪、肌肉、骨骼构成一样，牙齿自表及里分别由牙釉质、牙骨质、牙本质、牙髓构成。

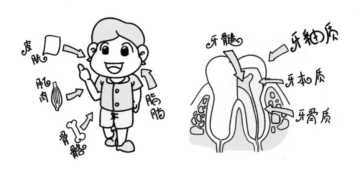

牙釉质是牙齿洁白无瑕的"皮肤"，颜色从白色到淡黄色都有，其光泽恰似贝壳内部的珠光色。唐代诗人陆龟蒙有云："皓齿还如贝色含，长眉亦似烟华贴"。牙釉质是人体中高度钙化的部分，96% 是羟基磷酸钙，4% 是有机物和水，最厚的地方可以达到 2.5 毫米。牙釉质的正常磨耗大约是每年 8 微米，但经常吃一些硬货，比如坚果、肉干等，也会出现比较大的磨耗，特别是牙釉质最薄的牙颈部，比其他地方更容易出现磨耗。口腔医院每天都有很多患者来修补的楔形缺损，就是牙釉质过度磨耗的后果。有些爱嗑瓜子的朋友，小小年纪就会在上下门牙上留下三角形的小豁口。

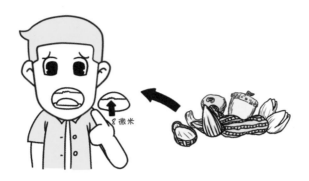

　　牙本质位于牙釉质的内层，因为有机物和水的含量达到30%，所以颜色比牙釉质更偏黄，硬度也更低。在显微镜下，可以看到牙本质内有许多排列规则的细管，管内有神经纤维，所以当牙本质暴露后，能感受到外界冷、热、酸、甜等的刺激，引起不适反应。

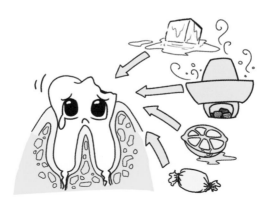

牙本质是牙齿性格敏感的主要原因，牙齿过敏是神经细胞的应激反应。如果有神经衰弱，或处于妊娠期，在全身应激反应增高的情况下，神经末梢的敏感性也会相应增强，牙齿过敏的症状也会更明显。与牙釉质相比，牙本质有很强的重建能力，在牙本质受到磨损、外伤、龋病、口腔治疗等刺激后，牙本质会有一定程度的再生。

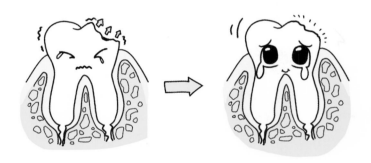

牙骨质包围在牙根外面，一般情况下都藏在牙龈里面，大家很难见到它的真容。牙骨质更类似骨组织，具有不断新生的能力，有机物和水的含量可以达到 50%，所以颜色和牙本质一样是淡黄色的，而硬度比牙本质又更低一些。牙骨质通过牙周膜与牙槽骨紧密相连，主要功能是保护和支撑牙齿，使其固位于牙槽窝内，承担咀嚼力量。在英文里，牙骨质（cementum）和水泥（cement）很像，它们的作用也比较相似，都起到黏合固位的功能。

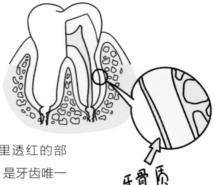

牙骨质

牙髓是牙齿白里透红的部分。牙髓有血有肉，是牙齿唯一的软组织，由神经和血管构成的牙髓都处于牙本质围成的牙髓腔中。牙髓的最大作用，一是持续不断地给牙齿提供营养，避免牙齿变得脆弱；二是告诉我们牙齿生病了，而且病得很严重。当龋齿或外伤伤及牙髓的时候，会产生撕心裂肺般的疼痛，还可能会出血。

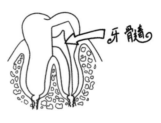

牙髓

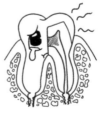

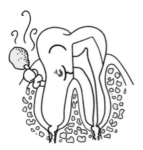

每到这个时候，大家都会感叹，"牙疼不是病，疼起来真要命"。根据麦吉尔疼痛指数，牙痛的疼痛指数大约是 20，比骨折的 18 还要痛，但与分娩的 38 相比，还是小巫见大巫。据说一位瑞典犯人，因实在无法忍受牙痛，拼了老命越狱去看牙医。

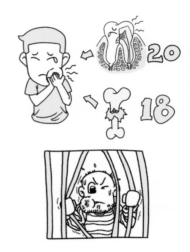

牙髓还具有营养牙齿的作用。牙根最下面的尖部有根尖孔，牙髓内的血管经根尖孔进行血液循环，带来了牙齿需要的养分。所以，当牙齿病入膏肓，不得不拔除牙髓，也就是我们常说的"杀神经"后，由于没有了传递养分的血管，牙齿会相应变脆，劈裂的风险大大增加。此时，牙医们会建议给牙齿穿上坚实的铠甲——假冠。

牙齿的结构里还包含着一个人类进化的秘密，有专家据此推测，人类起源于海洋之中。他们猜想，人类及其他高等脊椎动物的牙齿起源于远古鱼类祖先的盾鳞，鲨鱼的牙齿就是盾鳞，盾鳞和牙齿是同源器官，有相同的釉质和本质结构，里面还有髓腔，髓腔内同样有神经和血管通入。

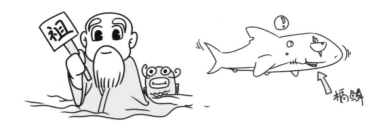

成分之美

再说成分之美。牙齿温润剔透，有着珠宝般的贵族气质。那么构成牙齿的是什么物质呢？中国古代对于牙齿形成的解释是，齿者骨之余也。这点没错，至少从成分上看，牙齿和骨骼一样，都是高度钙化的人体器官，具体的成分是羟基磷酸钙。

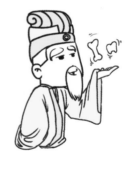

牙齿的硬度，来自于羟基磷酸钙，其莫氏硬度可以达到5～6。这究竟有多硬呢？白金的莫氏硬度约为4.5，铁约为5，不锈钢约为5.5，钛、陶瓷、玻璃、和田玉约为6，翡翠约为6.5。所以说，铁齿钢牙也算不上是夸张，你我其实都有一副坚硬的铁齿钢牙。

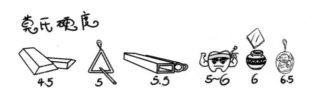

但是，不要忘了，牙齿最硬的部分是外面的牙釉质，最厚的地方也只有 2.5 毫米，内部牙本质的硬度就大大下降了。人的咬合力大约为 80 公斤，尽管牙釉质有波浪形的缓解压力的微观结构，但如果狠狠地咬沙子或骨头等硬物，牙齿本身很难承受这样的力道，造成牙劈裂的可能性是极大的。

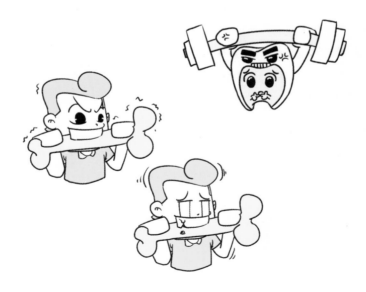

牙齿的人生初见是洁白无瑕的。要想保持这份美好的人生若只如初见，了解牙齿的成分绝对是第一要务。人工提纯的磷酸钙是白色晶体或无定形白色粉末，牙齿的羟基磷酸钙也有一定的白色光泽。

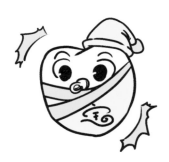

孩子的乳牙一般要比大人的恒牙白一些，所以妈妈们大可不必担心新换的牙为什么变黄了，因为它就是应该比乳牙更黄一些。随着年龄的增长，牙齿也会变得颜色暗淡，主要是因为牙齿的矿化结构随着年龄增长而变化，牙釉质表面的微孔会逐渐减少，并出现矿物质流失的脱矿现象。

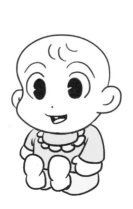 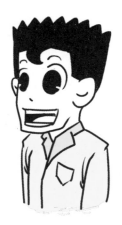

羟基磷酸钙会与酸性物质发生化学反应，比如碳酸类饮料，喝了可乐经常会觉得牙齿表面有一层涩涩的东西，这是羟基磷酸钙与碳酸反应形成的碳酸钙。所以牙医大多建议少喝可乐，一定要喝的时候也尽量用吸管优雅地喝，从而减少可乐和牙齿的接触。现在幼儿园的小朋友们经常做的涂氟，或者大家使用的含氟牙膏，也是利用了羟基磷酸钙与氟的化学反应。两者相见会形成硬度更高的氟磷酸钙，起到保护牙釉质的作用。

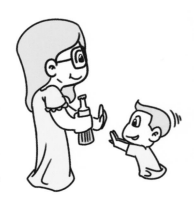

1950—1980 年出生的人里，常见"四环素牙"，牙齿由亮白色变成了暗黑色，这主要是因母亲怀孕期间或自己在牙齿发育期服用了四环素类的抗生素，这类抗生素的一大副作用就是使牙本质着色，导致可怜的牙齿长出来就是灰灰的颜色。

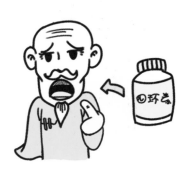

对称之美

　　最后讲讲对称之美。大自然鬼斧神工，造就了很多对称的美感。美国《人物》杂志把奥斯卡影帝丹泽尔·华盛顿评为"当今最富魅力的男性"，很重要的一条依据就是丹泽尔的脸几乎是完全对称的。

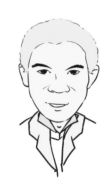

　　牙齿的美感，一部分也源自对称，上下颌之间对称，左右牙列之间对称。中国道家学说有个重要的论断：一生二，二生三，三生万物。周易八卦的基本原理便出自于此。

牙齿的对称之美也符合这样的原则。一张嘴，生出上下两排牙列，每排牙列又各有左右对称的牙齿，而每侧的恒牙又是 8 颗。用数学公式表示，上下牙列是 2 的一次方，上下左右对称的牙齿是 2 的二次方，每侧的 8 颗恒牙又是 2 的三次方，由一生二再到三，在数量上形成了我们的 32 颗牙齿。

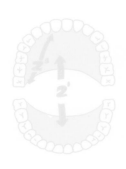

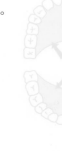

社会学大师费孝通先生有句名言：各美其美，美人之美，美美与共，天下大同。牙齿的美不单单是白纸黑字和小漫画的二次元之美，它包括了人类进化的神奇之美，曼妙的身材、养眼的光泽、舒服的对称，多元的美丽共同体现在牙齿的身上，怎能让人不倍加爱护呢？

扭 2 圈
宝宝牙齿从哪儿来

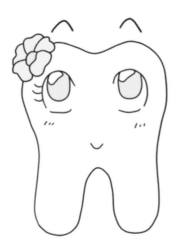

"清水出芙蓉，天然去雕饰。"牙齿，你的出现也是这样充满了诗情画意，想着想着就让人醉了。

牙齿的孕育

当我们还是妈妈肚子里的胚胎时，牙齿已经悄悄在牙槽骨上播下了洁白的种子。乳牙的牙胚大约在胚胎 6 周的时候就已经形成，那时的我们还像是一只大尾巴的沙丁鱼。

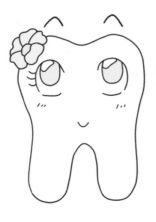

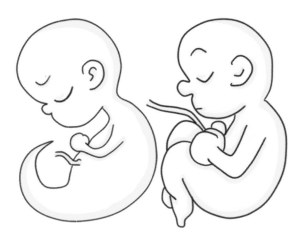

恒牙的牙胚形成时间
要晚一些，大致在胎儿的
5～10 个月逐步形成。所以，
十月怀胎，一朝分娩，呱呱
坠地的宝宝们嘴里已经包含
了两套隐藏在牙槽骨里的
牙齿。

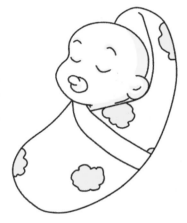

前面说到，牙齿的主要成分是羟基磷酸钙。为了保证胎
儿牙胚的正常生成，准妈妈们要注意补充维生素 A、C、D 和
钙、磷等矿物质，这些营养素对宝宝骨骼的发育也很有益。

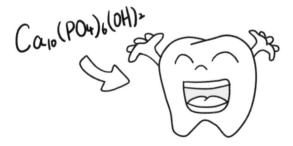

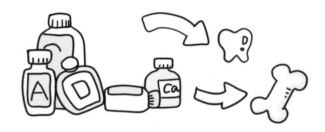

准妈妈们还要经常晒太阳，这样做有助于维生素 D 的吸收，以及钙的合成。当然，只要准妈妈们能保持一个好胃口，这些营养物质并不需要刻意服用额外的维生素和矿物质制剂来补充。

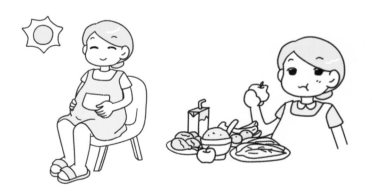

说到这里可以看出，准妈妈们的牙齿是不是健康，对宝宝们的健康至关重要。

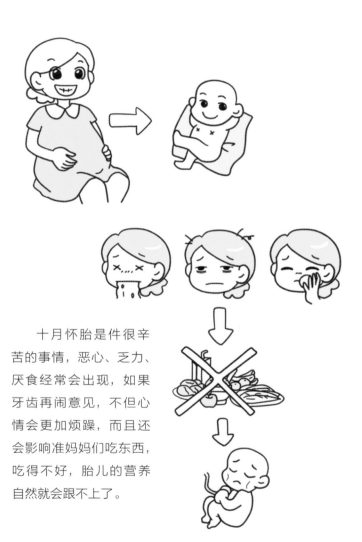

十月怀胎是件很辛苦的事情，恶心、乏力、厌食经常会出现，如果牙齿再闹意见，不但心情会更加烦躁，而且还会影响准妈妈们吃东西，吃得不好，胎儿的营养自然就会跟不上了。

而且更大的风险在于，龋齿或牙周炎导致的细菌繁殖，可能会通过血液循环感染准妈妈的其他器官，严重的有流产的风险。

牙周出现问题，是准妈妈们最常见的口腔疾病。

在怀孕期间，准妈妈体内的雌激素水平升高，内分泌系统会发生较大的变化，加大了牙龈充血、肿胀和出血的风险。

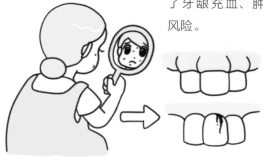

美国牙周病学会的研究发现，孕妇若患有严重牙周病，流产或新生儿体重过低的概率是口腔健康良好者的7～11倍。

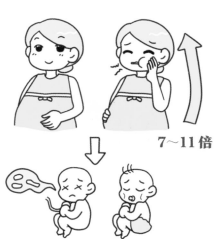

7～11 倍

　　孕期对维生素的需求远大于孕前，如果孕妇摄入维生素不足，胎儿会直接吸收母体储备，导致母体维生素缺乏，也会引起牙龈出血。

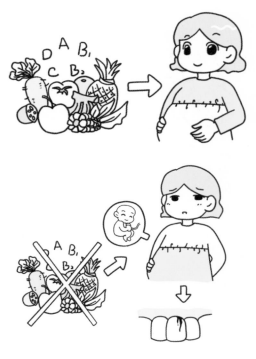

　　另外，妊娠反应导致精神状况不佳，也是引起牙周疾病的一个重要原因。很多地方有句民间谚语，叫"生个娃，坏了牙"，实际上也说明了怀孕与牙齿健康之间的关系。

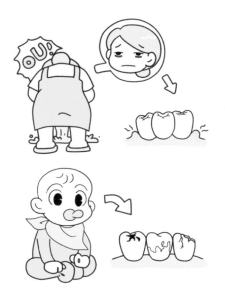

所以，在备孕期间，很重要的一个准备工作就是给牙齿做个全面的护理，让它们成为准妈妈们孕育可爱宝宝的坚强后盾。

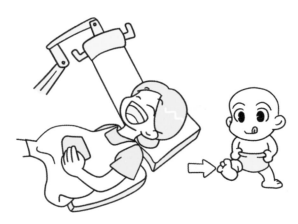

备孕的牙齿护理可以考虑到医院做以下治疗，如修补龋坏的牙齿，治疗牙周疾病，清洁牙齿，拔除不能保留的牙齿、残根和残冠，以及反复发炎的智齿，拆除不良修复的假牙并重新修复等。

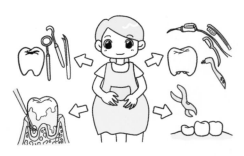

当然，也不是说怀孕期间就不能治牙，孕期 4～6 个月是治疗牙齿问题的最佳窗口期，但最好是做一些局部性、临时性的治疗，等宝宝出生后再全面根治。

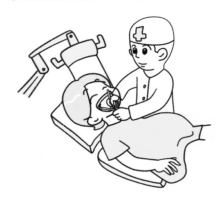

我与牙齿的初见

是什么动力让牙齿破土而出呢？学术界有两个解释。一个是"牙根生长动力"理论，牙根不断长大，把牙齿推出了牙龈。另一个是"加垫吊床"理论，牙根周围有类似吊床的韧带组织，学名叫牙周膜，它们向上托举起了牙齿。

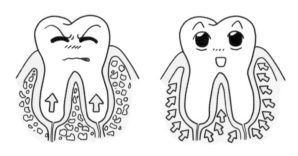

牙齿萌出是一些幼儿疾病的晴雨表。

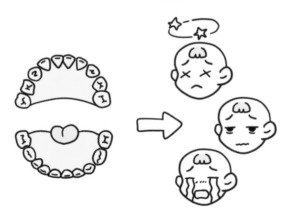

婴儿一般会在 6 月龄左右开始萌出牙齿。妈妈们经常惊喜地发现，宝宝的下颌上出现了两条下乳切牙的白线。

对于孩子乳牙的萌出时间，有学者发表的按月龄计算乳牙萌出时间的修正表是很好的参考。

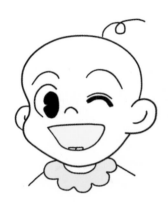

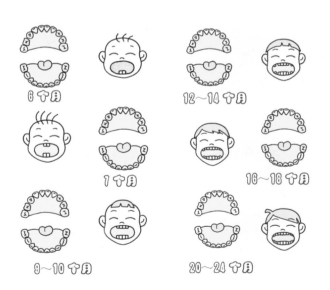

有的宝宝刚刚降生，就有萌出的下乳切牙，它们有个好听的名字叫"诞生牙"。与之相对应，出生后 30 天内萌出的乳牙叫"新生儿牙"。"诞生牙"和"新生儿牙"出现的概率不高，一些研究发现大概的比例是（1：30 000）～（1：700）。但在好听名字的背后，隐藏着内分泌系统的问题。

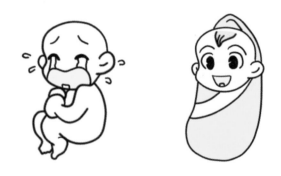

有人用小白鼠做实验，证明甲状腺、肾上腺和性腺等内分泌器官的分泌，可能改变牙齿萌出速率，这说明牙齿早萌的背后可能存在内分泌紊乱。

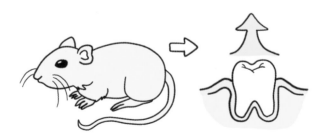

此外，一些患有肾上腺性综合征的宝宝，也会出现牙齿早萌。

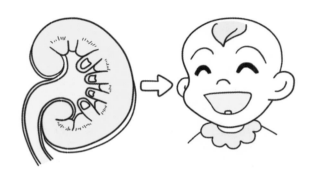

当然，作为一名常年混迹实验室的过来人，我可以负责任地告诉妈妈们，这些研究只是在统计学数据上有些相关意义，并不具有直接的因果关系。大部分牙齿早萌的孩子，都是非常健康的宝宝。

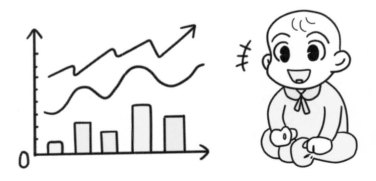

不过，如果发现宝宝全牙列早萌，那就要考虑是不是出现了内分泌紊乱，比如甲状腺功能亢进。

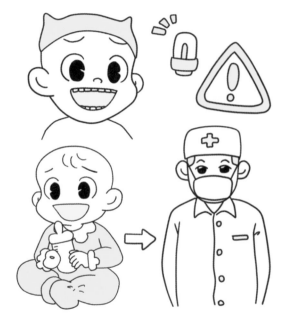

早长牙问题不大，但是要是晚长牙，妈妈们就要格外注意了。如果宝宝出生一年后仍不萌出第 1 颗乳牙，就要到医院找找原因。牙齿迟萌可能与一些系统性疾病有关，比如佝偻病、呆小病、锁骨颅骨发育不全综合征等。此外，一些局部因素也可能造成迟萌，比如牙龈纤维瘤病，这种病会导致牙龈变硬、变粗糙，牙齿费尽气力也没法破龈而出。

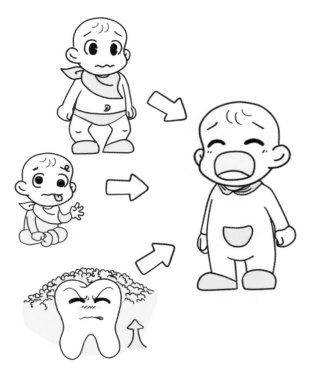

　　还有一种比较特殊的情况，叫作多发性牙齿萌出异常，但临床上非常罕见。有些小朋友成年后仍有乳牙滞留的情况，甚至是恒牙一直未萌出，遇到这种情况要到医院来检查，可以通过正畸牵引治疗来帮助牙齿萌出到正常位置。有些牙齿不萌出的情况可能是假性的，患者颌骨和牙齿都正常，但萌出动力不足，这有可能是因为颅骨发育不全引起的。

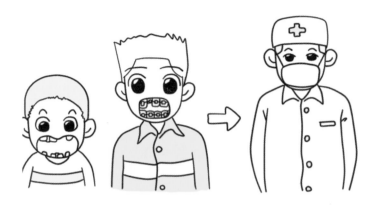

　　既然牙齿在胚胎期就已经开始孕育形成了，那么牙齿长出来以后会不会也随着身体生长发育而长大呢？答案是长大，也不长大。牙齿露在外面的牙冠部分，在萌出前大小和形态就基本定形了，萌出后基本不会再有变化。

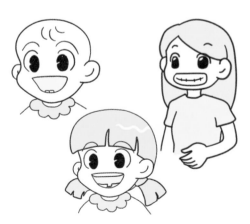

很多小朋友刚刚换完恒牙，会觉得自己长了几颗大板牙，与小小的脸和小小的嘴很不匹配，经常被大人们嘲笑。其实大可不必担心，咱们的大板牙是为了搭配日后的大高个和大脸盘的。

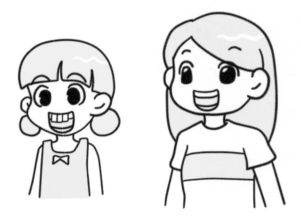

如果牙齿特别是恒牙一萌出，就觉得和脸型、口型特别搭配，那么长大后最可能出现的情况是觉得自己的牙齿个子太小了。

说到长大的部分，主要是我们看不到的牙根，在恒牙萌出后的3～5年，牙根一直处于生长发育的过程中，它会不断变长、变粗，为牙齿稳固地站立在牙槽骨上打下坚实的根基。

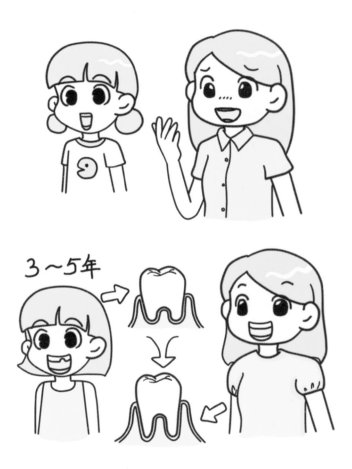

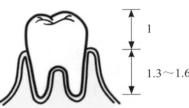

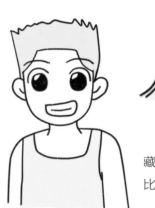

成年人牙齿露出的牙冠和隐藏在牙龈下的牙根部分，两者的比例是 1 :（1.3～1.6）。

所以大家拔牙时，如果发现血淋淋的长牙根，也大可不必惊慌。牙齿中最长的一位要数尖牙了，不但露出的牙冠最长，而且隐藏的牙根也是最长的。

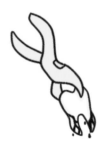

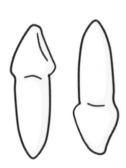

尖牙位于上下牙弓的拐角处，对面部高度的支撑起到非常重要的作用。因此，除了情非得已，口腔医生不会主动选择拔除尖牙。据说世界上牙齿最长的人是哥伦比亚的霍福德，他的两颗尖牙的牙冠部分有 17 厘米那么长，作为老师的他被学生们称为"象牙老师"。

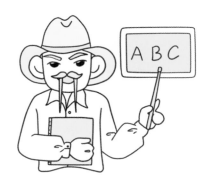

六龄齿与智齿

还有两颗地位十分特殊的牙齿，有必要让它们特别登场 Show 一下，一个是"六龄齿"，一个是"智齿"。

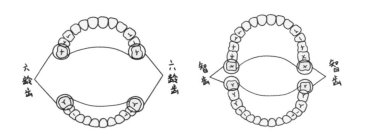

　　"六龄齿"是每个人萌出的第一颗恒牙，也是伴随我们一生最久的一颗牙齿，称得上是牙齿中的元老。顾名思义，"六龄齿"大概在 6 岁左右萌出。美国有一项研究显示，六龄齿萌出后，孩子们的阅读理解能力会出现显著的提升，妈妈们大多会感到小朋友们一下子变得懂事了。除了是最早萌出的恒牙，"六龄齿"还保持着牙齿中的很多之最，比如，最大的牙冠、最多的牙尖、最大的咀嚼面积等。

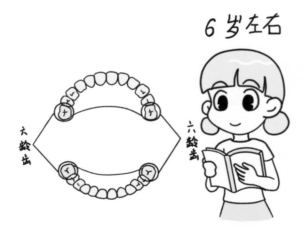

　　作为恒牙中的老大，也有老大的难处。"六龄齿"的矿化程度比其他恒牙差，而且牙冠𬌗面的窝沟也比其他恒牙更深，在口内萌出时间最早，所以停留时间最长，众多因素加在一起，"六龄齿"患龋齿的风险也最高。

　　如果"六龄齿"很早就发生龋齿又没有及时处理，那么很容易导致牙齿大面积缺损甚至脱落。这对孩子们的成长是十分不利的，既影响进食，又会因为牙骀面缺乏支撑而导致面形的变化，还会影响到其他恒牙的萌出位置。

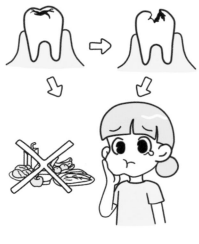

　　20 世纪 60 年代，为了保护"六龄齿"，牙医们发明了窝沟封闭的治疗方法。所谓窝沟封闭，就是在"六龄齿"的咬合面、颊舌面容易留存食物的地方，用窝沟封闭剂把窝沟点隙填平，避免堆积食物残渣，从而达到预防蛀牙的目的。但是，在现实生活中，只有约 10% 的家长知道窝沟封闭的防龋作用。

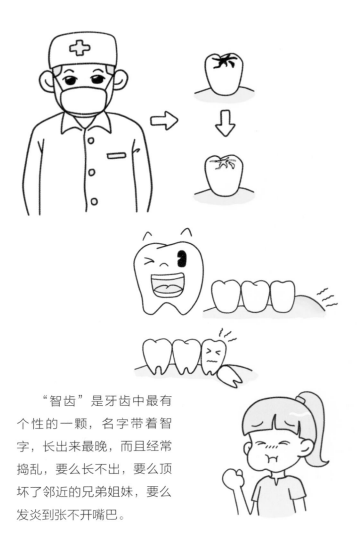

"智齿"是牙齿中最有个性的一颗，名字带着智字，长出来最晚，而且经常捣乱，要么长不出，要么顶坏了邻近的兄弟姐妹，要么发炎到张不开嘴巴。

智齿的学名叫第三磨牙，之所以被称为"智齿"，是因为它萌出的时间大致在 17～25 岁，这时候人们显然已经比 6—7 岁换牙时聪明了许多。中文的"智齿"是外来语，英文中是智慧之齿（wisdom tooth），更早的起源是拉丁文中的智慧之人的牙齿。作为第三颗磨牙，智齿研磨食物的功能并不突出，有没有智齿其实对咀嚼食物没有太大的影响。

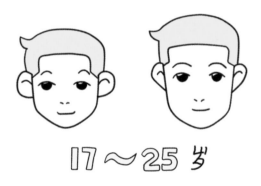

但智齿更多时候带给人们的不是智慧，而是疼痛的回忆。由于人类脸型朝着"小脸"方向进化，随着食物日益精细，牙弓的尺寸越来越小，当智齿准备萌出的时候，前面的恒牙兄弟们已经把牙弓的空地占得差不多了。所以，很少有人 4 颗智齿都能按正常位置萌出，斜着长、长出一半、横着长，甚至是根本长不出来，成了在口腔里"东倒西歪"的常态。

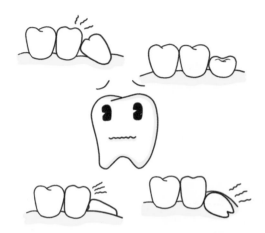

智齿长在最后面，而且常常长得不规矩，吃东西残留下的食物很容易堆积在智齿周围，加上智齿周边的空间十分拥挤，刷牙时也很难全部照顾到，所以这里成了细菌滋生的乐园。

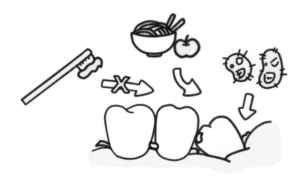

智齿周围的牙龈组织经常会因此发炎，这就是口腔疾病中最常见的智齿冠周炎。

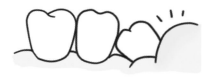

智齿发炎，轻则肿胀疼痛，重则化脓发臭，影响咀嚼肌和咽喉，张不开嘴、咽不下东西，还可能会导致发热、头痛、大便秘结等情况。

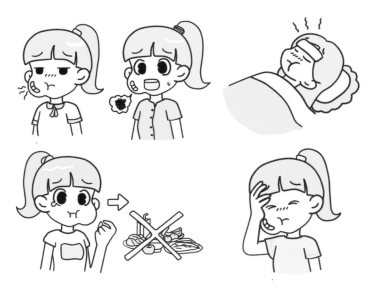

有研究显示，65 岁以上的老人中，只有不到 2% 的人智齿没有蛀牙或牙周疾病。

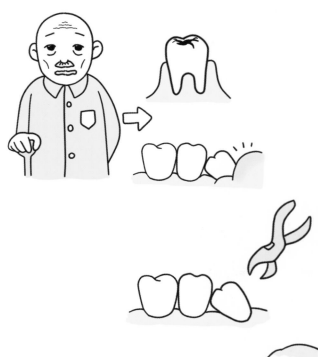

长痛不如短痛，建议智齿长得七扭八歪的朋友们尽早到医院检查，及时拔除这颗没有咀嚼功能的牙齿，避免后患，特别是备孕期间的准妈妈，一定要去掉这颗"定时炸弹"，以免孕期或哺乳期"爆炸"。

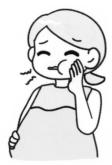

牙齿的亲密伙伴

在自然界里，果实的成长离不开泥土，鱼儿的欢腾离不开池水。那么牙齿的成长自然也离不开它立足的牙龈和牙槽骨。紧贴牙齿的牙周膜，包裹牙齿的牙龈，牙齿立足的牙槽骨，学名是牙齿的支撑结构，说白了就是牙齿的立身之本。牙周膜夹在牙齿和牙槽窝之间，像一种胶质把牙齿和牙槽窝黏合在一起。说到这一点，不知为什么一下想到了装修时打的地胶，有黏性又有弹性。牙周膜很薄，只有 0.15～0.38 毫米厚，但它的功能很多。

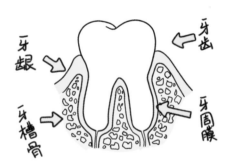

牙周膜是牙齿的减震器，当牙齿嚼东西的时候，牙周膜起到了缓解压力的作用。牙周膜还能够在牙齿移动或萌出时，帮助牙骨质和牙槽骨更好形成固位结构，使牙齿更加稳固。当我们去拔牙的时候，附着在牙根上的膜状组织就是牙周膜了。

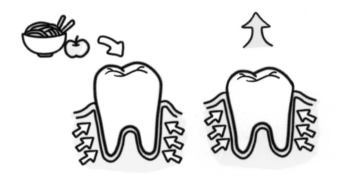

牙槽骨是颌骨的一部分，不是牙齿。我们有上颌、下颌两块颌骨，牙齿都长在牙槽骨上。牙槽骨的组织结构与身体的其他骨头一样，但它是唯一一块一生都可以发生变化的骨头。

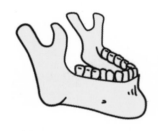

举个例子，拔牙后牙根处会有一个大窟窿，但慢慢这个窟窿会长平，其中就包括了牙槽骨的改建和牙龈的生长。

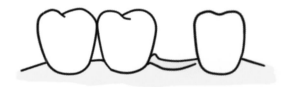

再比如，长时间的牙髓发炎，会导致细菌通过牙根的根尖孔渗透到牙槽骨中，引起根尖周病变，牙槽骨会因此出现骨质缺损，骨头慢慢消失的后果就是固定不住牙齿。

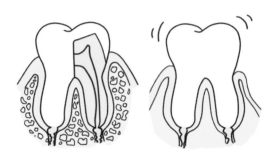

同样，在正畸治疗过程中，牙齿之所以能在牙槽骨里移动，就是因为牙槽骨能够随牙根位置的变化而改建，让牙齿在新的位置上重新立稳脚跟。

牙龈肉肉的，牙齿硬硬的；牙龈粉粉的，牙齿白白的。这样的搭配是不是很可爱。牙龈也是很美丽的，要不民间也不会叫它"牙花儿"，类似的还有大家爱吃的肘花、腰花、菜花。牙龈是包裹牙齿的黏膜组织，其中有丰富的血管和神经，主要的作用是保护牙齿。牙龈的"龈"字很有讲究，左边的齿指牙齿，右边的艮指边界，所以龈就是牙齿的边界。与牙齿相比，牙龈还是比较脆弱的，容易生病。牙周炎是我国三大高发口腔疾病之一，口腔医院里有专门治它的牙周科。

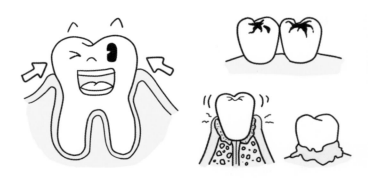

　　中医很看重牙龈，其重要性不亚于"望闻问切"中看舌苔。按照中医理论，一般把牙龈作为胃肠消化系统和肾脏疾病的指示器。有中医医书说："齿分上下龈，上龈属足阳明胃经，下龈属手阳明大肠经。"还有医书说："齿者骨之余，肾之标寄于龈，养于气血。"所以，中医认为，牙龈的病变常与胃及肾等脏器密切关系。

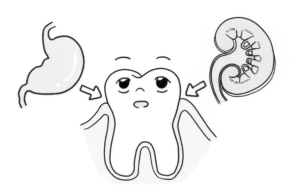

扭 3 圈

牙齿也有感情吗

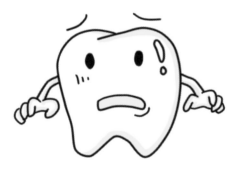

在笔者初识互联网的年代，曾经有一个十分有名的快消品牌"凡客诚品"，虽然如今已沉寂于互联网大潮之中，但它当年创造的"凡客体"风靡一时，给那一代年轻人留下了深刻印象。借用"凡客体"的字句，总结一下牙齿的怕与爱。

我爱美食，我爱咀嚼；

我爱清爽，也爱享受被呵护的感觉。

我不爱太酸太甜太难咬；

我外表强硬，但有时也不那么坚强。

我与你相伴一生，我是与您相依的牙齿。

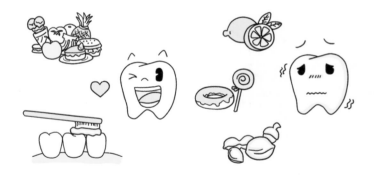

牙齿从一出生开始就注定要饱经风霜、历经磨难，不仅要无所畏惧地在各色美食间披荆斩棘，而且还要勇敢地面对各种细菌的侵蚀、各种风险的考验。与大千世界的万事万物一样，牙齿也有自己的怕与爱。

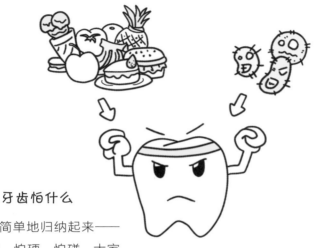

牙齿怕什么

简单地归纳起来——怕酸、怕硬、怕碰。大家可能觉得牙齿怎么这么娇气啊！而在现实中，几百年水滴都可以石穿，更何况我们每天要用上万次的牙齿了。正所谓是不积跬步无以至千里，牙齿不惧小怕，但要防"小怕"积累成"大怕"。

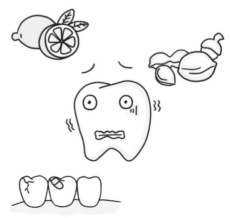

● 怕酸的牙齿。口腔的正常 pH 在 6.2～7.0，基本呈中性环境。构成牙釉质的主要物质是羟基磷酸钙，酸性物质与钙离子结合，会使接触酸的牙体硬组织变得疏散，进而产生脱矿现象。在正常的情况下，牙齿脱矿与再矿化是一个交替出现的动态平衡过程。

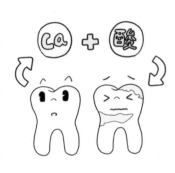

由于组成牙齿的矿物质结构十分稳定，加之唾液中含有过饱和量的与牙齿矿化直接相关的钙磷成分，所以能够在釉质出现酸蚀早期及时弥补矿物质损失，而且可与唾液中的氟形成氟磷灰石样结构，增强牙表面溶解晶体的再矿化，抵抗酸蚀作用。这是牙齿自我保护、自我修复的重要机制。

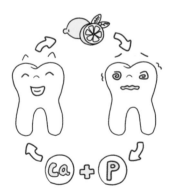

所以，偶尔的酸性物质侵袭并不可怕，但若反复如此，唾液中和酸性物质的能力就会变差，从而产生酸蚀症、龋病、楔状缺损、牙齿磨损等一系列疾病。

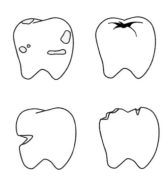

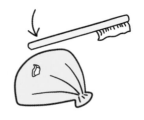

还记得当年某著名牙膏广告吗？口腔医生找了一块贝壳放到酸性物质里，再拿出来时，用小牙刷一敲就敲出一个洞，这实际上形象地展示了酸性物质对牙齿的侵蚀情况。

口腔内的酸性物质主要来自食物自身的化学反应以及各种酸性食物，当然并不是所有味道酸的食物都是酸性食物。常见的酸性食物有食用醋、水果、果汁（特别是柠檬汁、橘子汁）、碳酸饮料等。很多体外研究都发现，碳酸类饮料和橙汁类饮料对牙釉质的危害远大于矿泉水和牛奶类饮料，酸性饮料含有大量黏附性酸，易黏附于牙面，对牙釉质产生长期的危害。

此外，糖在口腔内分解后也会产生一定量的酸性物质，吃糖后口腔内的 pH 为 5～6，2 小时后口腔内的 pH 才能恢复到正常水平。如果一个人频繁吃糖，口腔就一直处于这种酸性的环境中，对牙齿是十分不利的。

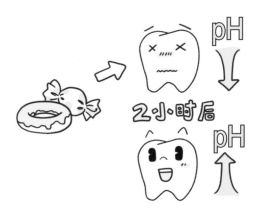

● 怕硬的牙齿。牙齿已经很硬，为什么还会怕硬？因为强中自有强中手。俗话说："水滴石穿，百寒成冰，积沙成塔，集腋成裘。"两个硬度差距那么大的物质都会出现以弱胜强的结局，更别说牙齿碰到了比自己还硬的东西。经常吃硬东西对牙齿产生的第一损害就是牙齿磨损，虽然这种磨损不是一朝一夕的结果，但如果到了让人明显意识到并感到不舒服的程度，往往已经是比较严重的阶段了。

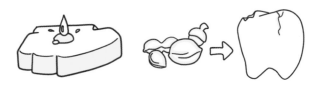

更为糟糕的是，牙齿磨耗磨损的过程是不可逆的。要想修复成之前的样子，也不是那么容易的事情。实际上，只要吃东西，牙齿磨损就在所难免，当然如果是吃硬东西，牙齿磨损的进程会大大加快。

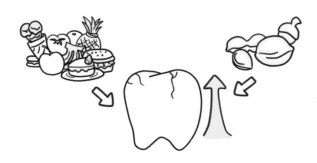

在看待牙齿磨损问题上，口腔医生把磨损分为生理性磨损和病理性磨损两类。所谓生理性磨损，也可以称为正常磨损，牙齿磨耗程度与年龄呈正相关，有统计发现正常磨损是每年 20～38 微米；所谓病理性磨损，则是非正常的磨损，一般通过比较不同牙齿的磨损程度能够发现，个别牙或一组牙的磨损不均或过度磨损即为病理性磨损。

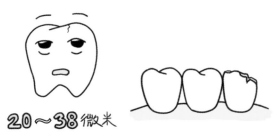

两位美国学者提出了牙齿磨损指数，主要通过衡量牙齿咬合面、颊面、舌面、切缘以及牙颈部的磨损程度估算。其中 0 度磨损指釉面特点未丧失，牙颈部外形无改变；1 度磨损指牙面特点丧失，牙颈部外形极少量丧失；2 度磨损指釉质丧失，牙本质暴露少于牙齿表面积 1/3，切缘釉质丧失暴露牙本质，牙颈部缺损深度在 1 毫米以内；3 度磨损指釉质丧失，牙本质暴露多于牙齿表面积 1/3，切缘釉质和牙本质丧失，但尚未暴露继发牙本质和牙髓，牙颈部缺损深达 1～2 毫米；4 度磨损指釉质完全丧失，牙髓暴露或继发牙本质暴露，切缘的继发牙本质或牙髓暴露，牙颈部缺损深大于 2 毫米。

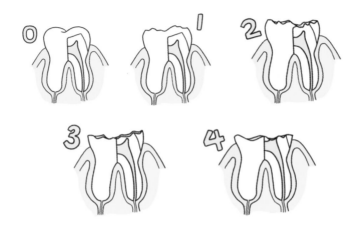

当牙齿出现2～3度磨损的时候，就要考虑找口腔医生咨询是否需要进行修补了。

牙齿在硬东西面前败下阵来，常常会出现牙隐裂。所谓牙隐裂，就是牙冠表面的非生理性细小裂纹，常不易被发现，裂纹经常会深入到牙本质。牙隐裂是引发牙敏感和牙痛的重要原因之一，吃硬东西是导致牙隐裂的最大诱因。

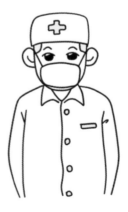

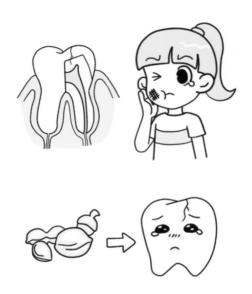

先介绍一个材料科学方面的概念，叫"应力疲劳"。举个例子，想拉折一段铁丝，难度很大，但如果反复弯曲铁丝，要不了几下就折了。什么原因呢？因为铁丝出现了"应力疲劳"，反复弯曲铁丝超过了铁丝的交变应力。

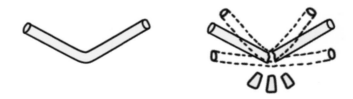

牙齿的薄弱部分，比如牙尖、牙颈部、磨牙殆面等，不仅本身抗裂强度低，而且承受正常外力时应力相对集中。当应力超过牙齿最脆弱部分的极限时，便会出现裂纹，形成牙隐裂。

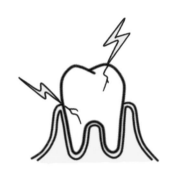

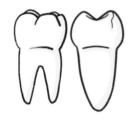

牙隐裂多发生于双尖牙和磨牙，以上颌第一磨牙最多见，仔细观察牙齿表面可发现浅黑或深棕色隐裂线，可能横贯于牙面，也可能只在牙齿边缘处。

表浅的隐裂一般没有明显症状，但当隐裂发展到牙本质时则会出现遇冷热酸甜敏感的现象或咬合不适感。如果更进一步到达牙本质深层，则会产生慢性牙髓炎症状，有时也会急性发作，并出现定点性咀嚼剧痛。

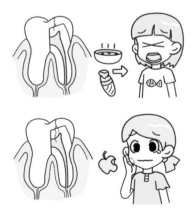

如果说牙隐裂是静悄悄的伤害，那么牙劈裂则可以说是惊天动地的大破坏了。试想一下，当牙齿正在一往无前地享受着暴力咬碎榛子壳、齿颊留香榛子仁的时候，忽然一声脆响，紧接下来伴随着钻心的疼痛，牙齿华丽地裂开了，有时候可能还会流血。

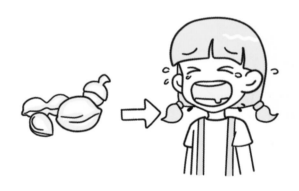

除了感到狠狠地被硌了一下以外，牙劈裂的主要表现有牙齿疼痛，咀嚼时不敢用力，冷热敏感，当舌头舔舐牙齿时有粗糙感、发涩感或缝隙感。要特别指出的，经过根管治疗的牙齿比正常牙齿更容易发生劈裂，因为牙齿少了牙髓提供的营养，牙釉质结构会明显变脆。因此，"杀过神经"的牙齿要常规套上牙冠，把牙齿保护起来，避免劈裂。

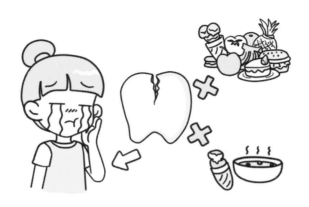

　　劈裂的牙齿必须进行修复治疗，当牙冠少部分劈裂时，如果牙髓未暴露，则可以直接做牙冠进行保护；如果牙齿劈裂的部分很大，暴露了牙髓，可以先做根管治疗，再进行牙冠修复；如果劈裂部分很深到了牙根部位，则可能无法保留患牙，需要拔除。

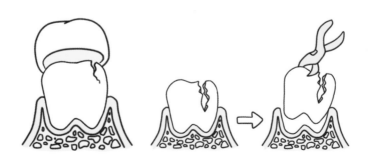

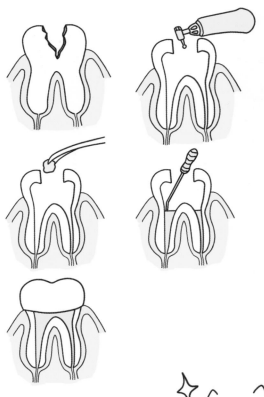

● 怕碰的牙齿。骄傲的牙齿不仅肤色洁白，而且身形伟岸，咬一口留下一排牙印，嚼一下磨碎世间万物。

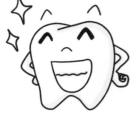

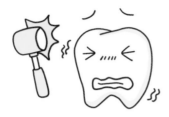

但牙齿也有惨烈的时候，笔者在急诊轮转时经常面对牙齿血淋淋的悲剧，大多数的惨剧都是碰撞产生的，所以说牙齿十分怕碰。

无论是小朋友的乳牙，还是成年人的恒牙，碰撞导致的外伤都是造成牙齿缺失的主要原因之一。外伤牙齿的情形千差万别，比如意外摔倒、交通事故、打架斗殴、体育运动等，都可能碰到牙齿。

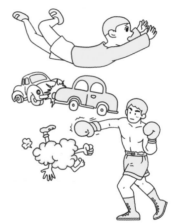

根据碰撞外力的性质、大小、速度、方向不同，造成的牙齿外伤也有所差别，直接外力如摔倒时大多造成前牙外伤，也有时会因坚硬的牙齿造成唇部外伤；间接外力如外力撞击下巴时，下牙猛烈撞击上牙，通常造成前磨牙和磨牙的外伤；较轻的外力仅引起牙周组织的轻微损伤，较重的外力可将全部牙周膜撕裂，牙齿从牙槽窝内脱出；高速度的外力易致牙冠折断，低速度强度大的外力易致牙周组织损伤。

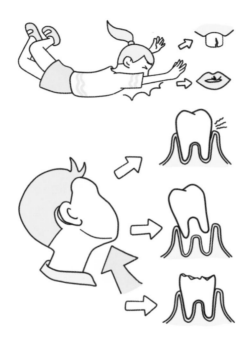

　　一旦出现牙齿外伤，要初步判断情况，并及时到医院就诊。被碰撞的牙齿可能会出现牙震荡、牙折、牙脱位等不同程度的损伤。

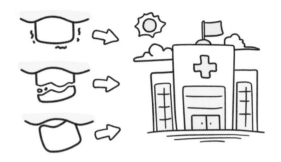

　　牙震荡相对轻微，大多只是造成牙周膜的轻度损伤，一般牙齿外观上没有太大变化，既不松动也不移位，多数人会感到牙齿有轻微的酸痛感，叩齿时疼痛，对冷刺激有敏感反应，一般不需要做特殊处理，一段时间后会自愈。

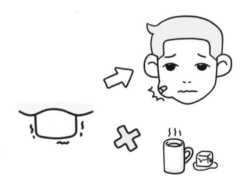

如果碰撞比较严重，则可能引发牙齿折断，折断的部位和撞击的部位有直接关系，常见的有冠折、根折、冠根折等情况。

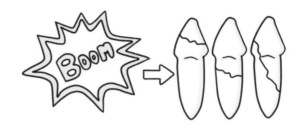

冠折主要是牙冠出现破裂，严重的可能会深及牙髓，这种情况下牙齿对冷热有明显的疼痛反应。

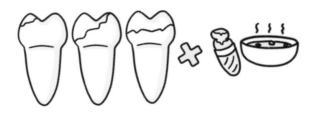

根折大多发生在成年人中，幼儿由于牙根较短，如果遇到可能折断牙根的外力，基本上牙齿就已经脱位了。根折后牙齿会出现松动和疼痛现象，有时会看到牙齿轻微变长，通过做牙齿 X 线片检查可以发现明显的裂痕影像。

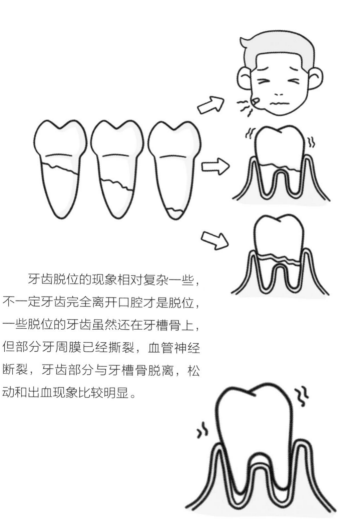

　　牙齿脱位的现象相对复杂一些，不一定牙齿完全离开口腔才是脱位，一些脱位的牙齿虽然还在牙槽骨上，但部分牙周膜已经撕裂，血管神经断裂，牙齿部分与牙槽骨脱离，松动和出血现象比较明显。

牙齿脱位后，并不意味着牙齿就完全离开了我们。妥善保护好脱位的牙齿并第一时间赶到医院处理完全有可能保住牙齿。在外伤后要及时找到并保护好脱出的牙齿。有条件即刻复位最好，如果不能立即放回牙槽窝里，建议保存在牛奶或生理盐水中，或含在嘴里，当然要注意不要把牙齿咽到肚子里去了。对于脱位时间较短、保护比较好的脱位牙，现有的口腔医疗技术有可能通过再植术（牙齿复位＋固定）"救活"它们（牙神经虽然可能会坏死，但牙根与牙槽骨之间有希望形成新的固位连接。据相关临床研究显示，年轻恒牙再植成功率可以达到 80% 以上）。

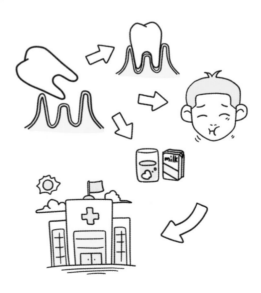

牙齿爱什么

说到牙齿之爱，其实爱得很简单。爱清洁、爱美食、爱保健。

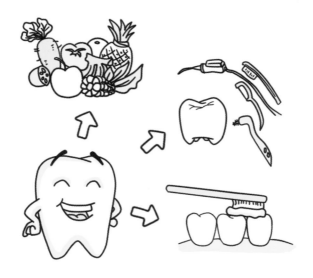

●爱清洁的牙齿。用冰清玉洁来形容牙齿一点都不过分，与泛着珠光的洁白牙齿每次见面，都觉得是上天赐予人类的美好印记。正是这份洁白无瑕，让牙齿爱上了清洁。如同当年明朝总兵山云"白袍点墨"的故事一样，牙齿也要避免皓齿点污。在现实生活中，影响牙齿清洁的三大"黑手"是色素、菌斑、牙石。

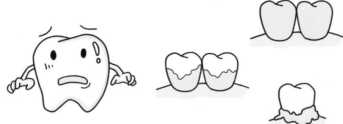

第一个污染来源是牙齿着色。饮食中的色素，比如茶叶、咖啡、烟草、槟榔等饮品或食品，会在牙齿表面特别是舌侧留下褐色或黑褐色的着色，单靠刷牙很难去除，牙齿的窝沟和表面粗糙处也比较容易着色。长期使用氯己定、高锰酸钾等溶液漱口，也可能会在牙齿表面形成褐色着色。

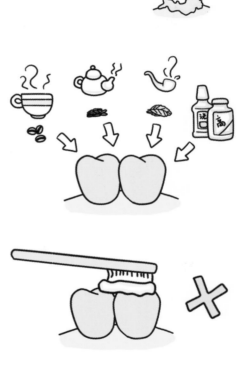

　　第二个污染来源是牙菌斑。牙菌斑很多时候属于看不见的污染。口腔里混杂了几十种细菌，唾液、食物残渣等都是细菌生长的肥沃土壤。

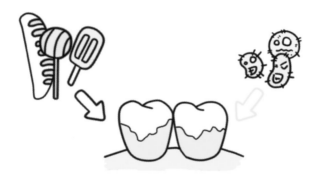

　　大量细菌开始迅速繁殖并附着在牙齿表面，漱口很难清除牙菌斑，刷牙如果不彻底不认真，也很难从牙齿上彻底消灭菌斑。

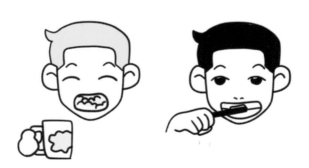

牙菌斑是龋齿、牙周病等口腔疾病的重要风险因素。

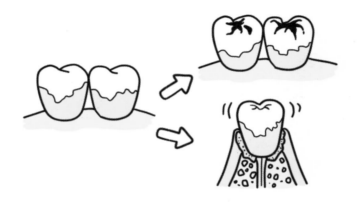

观察牙菌斑的多少，是衡量刷牙效果的一个重要指标。在口腔疾病预防中，常用牙菌斑显示剂来评估牙菌斑的分布情况，显示剂中的色素可以与牙菌斑结合显色。很多小朋友在幼儿园和小学检查牙齿时，牙医叔叔阿姨们都会用牙菌斑显色剂来教育不好好刷牙的小朋友，很多小朋友看到自己斑斑点点的牙齿都会印象深刻，立志今后一定要认真刷牙。

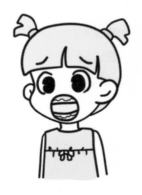

第三个污染来源是牙石。顾名思义，就是附着在牙齿上的硬质沉积物，取下来像一粒粒小石子一样。大量牙菌斑堆积，就会形成牙石。

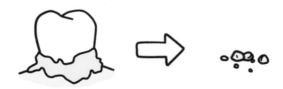

牙石最初是乳白色的软垢，之后逐渐钙化而变硬，成分由 75% 的磷酸钙，15%～25% 的水、有机物、磷酸锰、矿酸钙及微量的钾、钠、铁所构成，呈现出黄色、棕色或黑色。

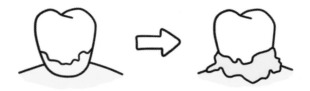

牙石与牙周炎是对形影不离的坏伙伴，牙石会压迫牙龈，影响血液循环，造成牙周组织的病菌感染，引起牙龈发炎萎缩，形成牙周袋，最终导致牙周炎。

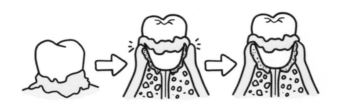

　　牙周炎也是一种不可逆的病程，一旦发生，萎缩的牙龈和丧失的牙槽骨都不会重生，不仅影响美观，而且还会影响种植或正畸治疗的效果。牙石是高发的口腔问题。口腔流行病学调查显示，我国 12 岁学生牙石检出率为 59.0%，牙龈出血检出率为 57.7%；中老年人牙石检出率在 90% 左右，牙龈出血检出率在 70% 左右。

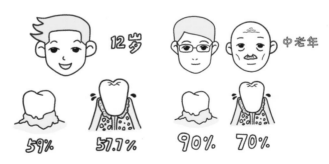

　　自己清除牙石的难度很大，一般需要到医院通过口腔洗牙来清除，严重的还要进行牙周刮治，甚至要通过牙周手术来治疗。由此可见，定期口腔检查及口腔健康维护是非常重要的。

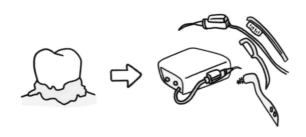

● 爱美食的牙齿。美食人见人爱，但对于牙齿而言的"美食"可不一般，这是能够帮助牙齿保持健康的"美食"。饮食结构的差异，使很多哺乳动物患龋齿的概率大大低于人类。

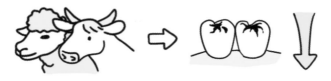

比如，牛、羊等食草动物，经常会进行反刍，就是把吃下去的草咽到肚子里，晚上没事时再吐出来重新嚼嚼回味一下。反刍对牙齿来说是极好的，一是避免了使劲嚼粗纤维的草本植物对牙齿造成的磨损，花花草草到了胃里经过胃酸的软化处理，再吐出来嚼的口感会很不一样；二是粗纤维有利于清洁牙齿，一开始是相对硬的纤维，而后是相对软的纤维，相当于用硬毛和软毛牙刷刷了几次牙。只可惜，人类不具备"反刍"这个功能。

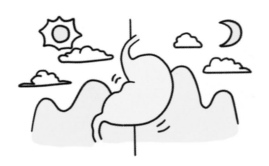

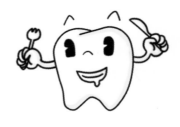

牙齿爱的美食，并不是色香味形意义上的美食，而是对牙齿保健有益处的美食。那么，牙齿都喜欢哪些美食呢？概括起来，凡是那些清洁牙齿、滋养牙龈、保持口气清新、抑制细菌繁殖的食物，都是牙齿的最爱。

一是清洁牙齿的美食。比如芹菜、苹果、竹笋、莴笋等粗纤维果蔬食物，它们可以清除牙齿表面残留的食物残渣，而且更多的咀嚼能够刺激唾液分泌，达到平衡口腔内酸碱值、抑制细菌生长的效果。充分咀嚼的人，一天分泌 1.1～1.5 升的唾液，差不多有大塑可乐那么多，有利于反复冲洗牙齿上的脏东西。很多患有口干综合征的患者，就是因为唾液分泌量大大降低，导致患龋率增加。

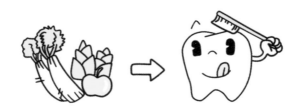

二是滋润牙龈的食物。比如菠萝、橙子、芭乐、香蕉等水果富含维生素 C，能够滋养牙龈，预防牙龈肿胀、流血等症状。

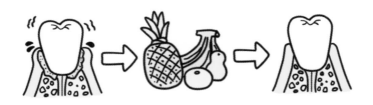

三是保持口气清新的食物。比如薄荷，清新的味道可以让口腔变得十分清爽。再比如口香糖，其中的香料有助于清新口气，而且反复咀嚼也会增加唾液分泌，达到冲洗口腔的目的。

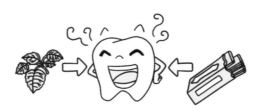

有科学研究发现，嚼口香糖可引起 α 脑波增强，α 脑波的减弱与紧张、焦虑等情绪的产生密切相关，嚼口香糖增强了 α 脑波，能够使情绪状态相对放松。电影中一些外国士兵上战场都要嚼口香糖，以此克服紧张的情绪。

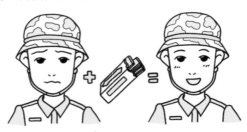

四是抑制细菌繁殖的食物。比如乳酪，富含钙和磷酸盐，有助于平衡口腔内酸碱值，避免口腔处于细菌活跃的酸性环境，能达到预防蛀牙的目的。又比如绿茶，含有的氟可以与牙釉质中的磷酸钙结合，具有抗酸防蛀的效果。再比如洋葱、芥末，其中包含的硫化合物能有效杀死造成蛀牙的变形链球菌。

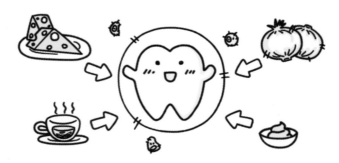

最后就是牙齿最爱的"万能水"。经常喝白开水是最简单、最有效的护牙方法，喝水能使牙龈保持湿润，刺激唾液分泌。饭后喝水能够冲走残留在口中的食物残渣，保持口内清洁。

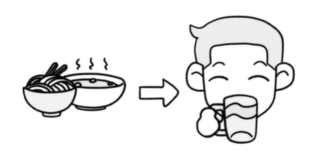

●爱保健的牙齿。牙齿是人体使用频率最高的器官之一，每个人都可以从自己做起，为牙齿的健康保驾护航。记住这个小口诀——漱口、刷牙、定期洗牙。

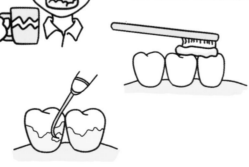

每次吃完东西后，最好能用清水漱口，嘴巴紧闭，让水在口腔里面来回窜动，冲洗牙齿的每一个角落。

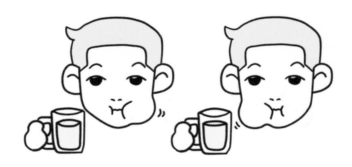

要每天养成刷牙的好习惯，早晨起床和晚上睡觉之前都必须刷牙，这样能清除掉口腔及牙齿上面的食物残渣、软垢和牙菌斑。

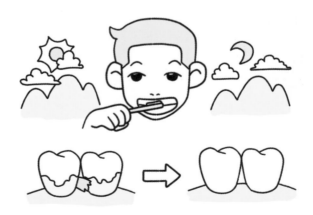

记得网上一个有 500 多位网友参加的调查，受访者中认为洗牙对牙齿有益和有害的网友各占了 50%。

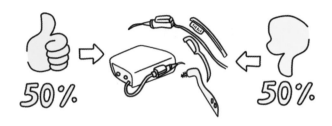

事实上，洗牙并没有那么可怕，虽然有人洗牙之后觉得牙齿变得敏感，但是这一般都是暂时的。牙面或者牙根之前被牙石紧紧包裹，所以牙石被清除之后，裸露的表面在接受冷热等刺激时会觉得酸酸的，经过几天在唾液中的再矿化后，这种敏感现象就会逐渐消失。有人觉得洗牙之后牙与牙之间空隙变大了，牙齿变得松松垮垮。实际上，这并不是洗牙造成的。牙石附着在牙齿表面，渐渐压迫牙龈，造成牙龈萎缩，牙根暴露，这才是引发牙齿松垮和出现间隙的罪魁祸首。只是这些现象最初被附着的牙石掩盖，不易被人们察觉。可以说，洗牙是目前彻底清洁牙齿最有效的办法。至于多久洗一次牙，那要看刷牙的效果和牙石形成的速度。最靠谱的方法就是每半年去口腔医生那里检查一下牙齿，看看有没有洗牙的必要。

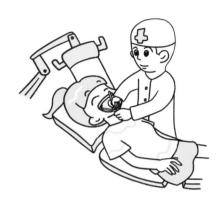

　　有人认为只要每天认真刷牙，就不用洗牙了。想法很美好，但是现实并非如此。口腔内的牙菌斑生长速度远远超出人们的想象，在刷牙后半小时内就会有新的菌斑形成，特别是很多自认为刷牙十分彻底的朋友，实际上有很多部位并没有刷到，尤其是牙缝和牙舌侧很难实现彻底清洁，久而久之便会形成牙石。

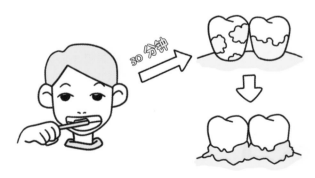

扭 4 圈
打开护牙锦囊

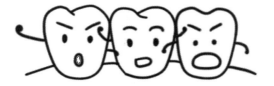

牙齿每天都在为我们汲取营养辛勤付出，所以我们也要全心全意地爱护它们，让它们健健康康地工作。

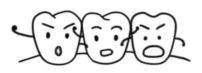

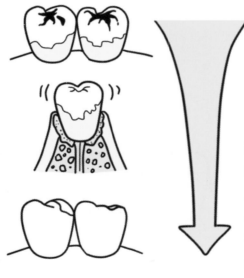

保护牙齿，主要是降低牙齿患病的风险，避免患上龋齿或牙周炎等导致牙齿功能下降甚至是牙齿缺失的疾病。同时，也要注意人身安全，避免各种牙齿的意外伤害。

我们每天都可以做的牙齿保护行动，不外乎清洁牙齿，主要是漱口和刷牙，当然也包括用牙线和定期到医院洗牙。

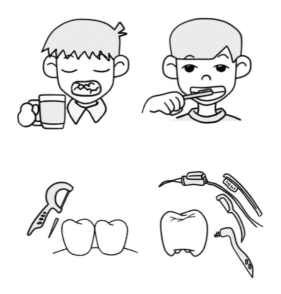

护齿第一招：漱口

历史上，人们为保护牙齿想尽了办法，各种各样的漱口方式层出不穷。

早在春秋战国时代，我们的老祖宗们就意识到了漱口的重要性。《礼记》中有"鸡初鸣，咸盥漱"的记载，可见在清晨用盐水漱口已成为一种习惯。

但经常使用盐水漱口，也可能会对口腔健康产生负面的影响。有一个有趣的试验，用盐水漱口后 20 分钟，口腔内的细菌数量开始恢复，1 小时后恢复到漱口前的水平；用清水漱口，尽管刚过 10 分钟细菌就开始恢复，但却要 85 分钟后才恢复到初始水平。

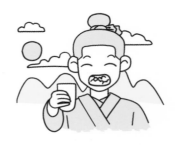

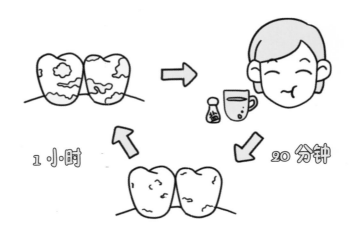

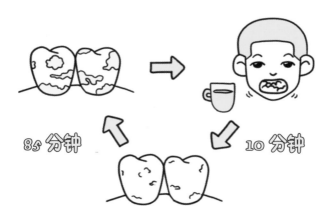

为什么用盐水漱口细菌反而增殖更快呢？原因在于盐水杀灭细菌的同时，也在一定程度上破坏了口腔黏膜组织，为细菌繁殖创造了条件。

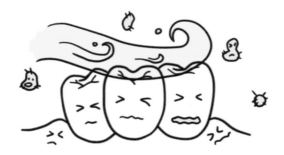

茶水是清洁口腔的好帮手。大文豪苏轼曾自创了一套浓茶固齿法，具体方法是泡制一杯浓茶，饭后用来漱口，用苏大文豪自己的感受说，就是既去了腻味，又不伤脾胃，残留在齿缝里的肉屑"消缩脱去"，而"齿性便若缘此渐坚密"。

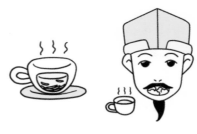

《红楼梦》里弱不禁风的林黛玉，清洁牙齿的办法也是用茶水漱口，"黛玉小心地端起茶杯，暗暗看着探春等人，探春接茶，漱口，然后把漱口水吐在丫头捧着的漱盂中"。

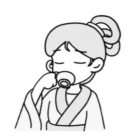

据说现代牙科之父福查德有一条保护牙齿的建议：起床和睡觉之前，用勺子接一些新鲜尿液，含在嘴里一段时间再吐掉。

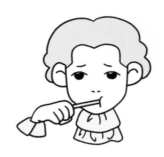

　　无独有偶，中国历史上也有童子尿清洁口腔的记述。李时珍在《本草纲目》上称人尿为"轮回酒""还元汤"，认为"童男者尤良"。即使到了现代，还有人建议用童子尿漱口，认为口腔黏膜能够吸收尿中微量活性物质而治愈疾病，特别适合治疗牙龈炎、舌炎等病患。是不是有点难以接受？但并不是没有道理，因为尿液中含有氨的成分，确实可以帮助溶解附着在牙齿上的杂质。

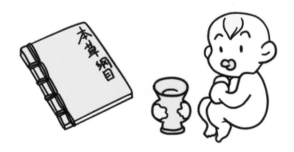

　　漱口可以变成一件很艺术的事情，不但声音咕噜噜听起来可爱，而且还可以配合头部的各种动作。

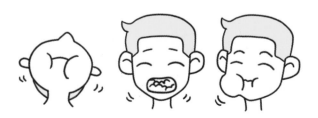

漱口的时间和方法还是很有讲究的。一则漱口贵在及时，吃过东西，或者喝过碳酸、高糖等可能破坏牙齿的饮料后，如果有条件要第一时间漱口，清除口腔里的食物残渣和酸性物质。

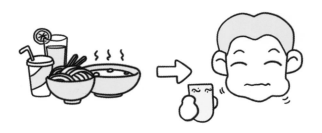

二则漱口贵在有力，所谓有力，就是能使水在口腔中流动起来，形成足够的冲力，带走附着在牙齿表面的残渣甚至是细菌，所以漱口时要大胆地发出咕噜噜的声音，让有力的水流冲刷到口腔的每一个角落。

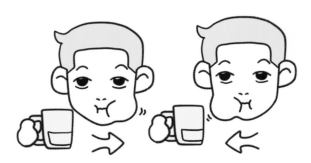

　　漱口水是市面上销量仅次于牙膏的口腔护理产品。与清水、盐水、茶水相比，漱口水有哪些功效呢？经常使用漱口水会达到保护牙齿的目的吗？漱口水主要由香精、表面活性剂、氟化物、氯化锶、酒精和水等构成，具有清洁口腔、清新口气、预防龋齿和牙周炎等作用。

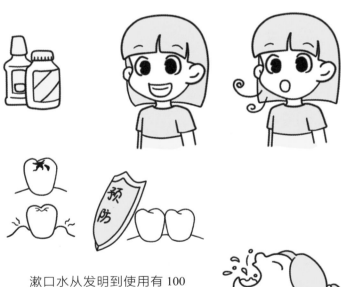

　　漱口水从发明到使用有 100 多年的历史，配方经过不断改进，效果经过数以亿计消费者检验。总体上看，即使是每天都使用漱口水，也是有益无害。

需要注意，有一些漱口水属于处方类药物，有特殊的功效，比如抗敏感、治疗黏膜疾病等，一定要在牙医的指导下使用。

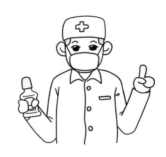

还有一些漱口水含有酒精，含量最高的甚至可以高达 20%，所以开车前还是要慎用。

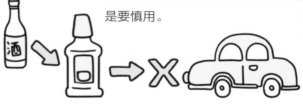

看起来漱口对保护牙齿的作用十分积极，这点没错，但可别认为漱口可以包治百病，甚至觉得漱过口就不用刷牙了。如果说刷牙是洗衣服手搓的环节，那么漱口充其量只能算作洗衣服前的浸泡环节。

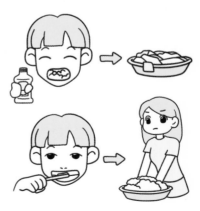

漱口的水流可以清除口腔里的食物残渣，但对附着在牙齿上的牙菌斑几乎是束手无策的，牙菌斑大多以生物膜的形式附着在牙齿上，漱口的水流冲刷远达不到清除牙菌斑的力度。

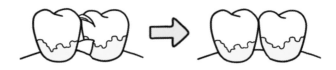

护齿第二招：刷牙

刷牙同漱口的历史一样悠久。这句话虽然是句废话，但作为古人清洁牙齿、清洁口腔的两个基本手段，刷牙已经走过了数千年的发展历程，一直沿袭至今。

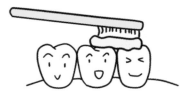

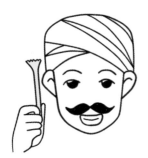

古印度人刷牙，使用的是释迦牟尼建议的树枝，把一段树枝嚼烂成纤维状，清洁牙齿的表面，但那个时候还没有作为研磨剂的牙膏。

中国宋朝时开始出现了牙粉，苏轼用松脂和茯苓做原料，晒干捣末，用手指涂在牙齿上研磨，然后再漱口吐掉。

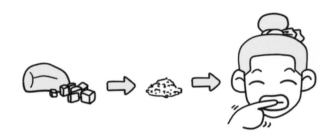

沈括把苦参磨碎，用马尾巴牙刷蘸清水配上苦参末刷牙。

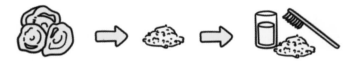

北宋的《香谱》里记述了一些味道更好的牙膏牙粉。比如，沉香一两半、白檀香五两、苏合香一两、甲香一两、龙脑香半两、麝香半两，捣成粉末，用熟蜜调成糊；黄熟香、馢香、沉香各半斤，檀香、零陵香、藿香、甘松、麝香、甲香、丁香皮各三两，捣成粉末，用苏合香油和熟蜜调成糊。想想古代用料如此考究的牙膏牙粉，让人有些陶醉之感。

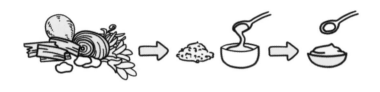

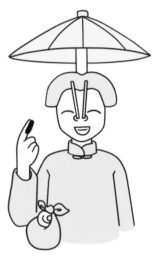

《清稗类钞》是民国期间收录民俗民趣的小册子，其中最著名的就是富豪排行榜，可以说是当年的"胡润百富榜"。其中收录了一则民国小笑话，说是某人太懒，埋怨五官七窍生的不是地方，希望眉毛长在手指上，可以当牙刷；耳朵长在腰上，可以挂包袱；鼻子孔朝天，可以插筷子；肛门最好长在头顶，这样雨中行路，手不用拿伞，直接插头上就是了。

虽然故事有点恶心，但可见牙刷如同筷子、雨伞一样，已经是日常中不可缺少的生活工具了。

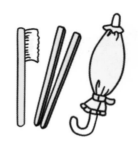

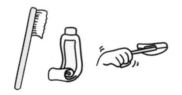

言归正传，怎么才能刷好牙呢？牙刷、牙膏和刷法是 3 个关键。

牙刷多种多样，很难说有一个固定的金标准。语言大师林语堂 1933 年有一篇文章"我怎样买牙刷"。其中说道，"你要明白，洗净你牙齿的是水及牙刷啊！牙膏不过使你洗时较觉芳香可口而像煞有介事而已。"相比于牙膏，牙刷在清洁牙齿上显得更重要一些。

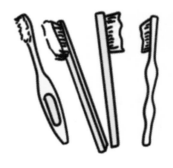

　　根据每个人口腔环境的特点，刷牙的习惯，牙刷的选择也略有不同，但以下几个因素通常要被考虑到。一是刷头的大小，牙刷头的长度一般在 2.5～3 厘米，宽度 0.8～1 厘米，有 2～4 排刷毛，每排 5～12 束刷毛，牙刷头前端应为圆钝形。

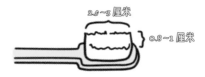

　　一般小刷头灵活一些，不仅适用于孩子，大人用也可以更全面地清洁牙齿，但损耗要大于大刷头。二是刷毛硬度，在购买牙刷时可以看到包装上会标出软性、中性、硬性 3 种，用手指压一下刷毛，如有刺痛感则太硬，不宜选用。如果刷毛太软，则不易清洁牙缝间残留的细菌和食物残渣。

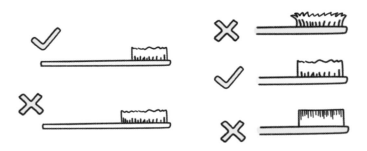

三是刷头与刷柄的角度，有些牙刷是直线型的，刷起牙来比较有力，而角度型的牙刷则能够比较全面地清洁牙齿的各个角落，此角度以17°～20°最佳。

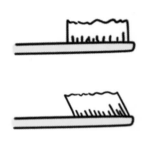

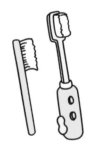

现在很多人都会选用电动牙刷，觉得刷得更干净。事实上，很多研究显示，电动牙刷在清洁牙齿的效果上并没有明显优于普通牙刷。但是需要特别指出的是，用手动牙刷刷牙很难做到持续用2分半钟的巴斯刷牙法，很多人都是上下左右胡乱刷一气，只要照顾到了各个牙齿就可以了，而实际上清洁十分不彻底。所以使用电动牙刷时，每个牙齿都要过一遍，清洁效果可能会好于不标准的普通牙刷刷牙方法。

电动牙刷主要有两种类型，一种是机械式，一种是声波式。机械式电动牙刷的刷头作往复直线或旋转运动，达到清洁牙齿的目的；声波式电动牙刷则通过高频振荡清洁牙齿表面的菌斑或食物残渣。从临床试验上看，同样的停留时间，声波式电动牙刷的清洁效果要更好一些。

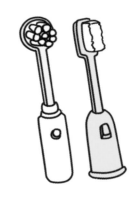

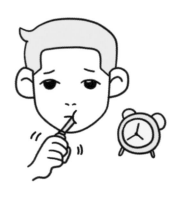

但是电动牙刷也有缺点，就是刷牙过程没有那么自如，刷头要在每颗牙齿的不同面停留才能达到彻底清洁的目的，所以会大大延长刷牙的时间，如果是个缺乏耐心的人，最好还是不要选用电动牙刷。

各位爸爸妈妈们一定要帮助孩子们从小就养成刷牙的好习惯，这对牙齿一辈子的健康至关重要。发一组数字给大家参考。根据口腔流行病学调查，我国 5 岁儿童在 3 岁以前开始刷牙的有 13%，大部分儿童从 4—5 岁开始刷牙。80% 的 5 岁儿童每天刷牙，其中每天刷牙 2 次的儿童占 22%，但也有 20% 的 5 岁儿童不刷牙。

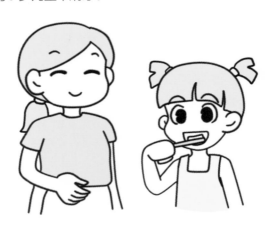

实际上，在刷牙的过程中，牙膏主要起辅助作用，可增强刷牙的摩擦力，帮助去除食物残屑、软垢和牙菌斑，有助于消除或减轻口腔异味，让口气保持清新。

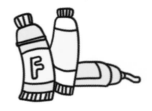

牙膏的主要成分有氟化物、抗菌药物、控制牙石和抗敏感的化学物质，分别具有防龋、减少牙菌斑、抑制牙石形成和抗牙齿敏感的作用。

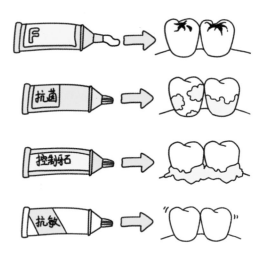

市面上还有很多特殊功效的牙膏，比如美白牙膏，适当加入了美白剂，通过化学反应漂白牙齿；还有脱敏牙膏，通过化学物质消除牙本质敏感症状。大家可以根据牙齿健康状况和喜欢的口味来选择适合自己的牙膏。

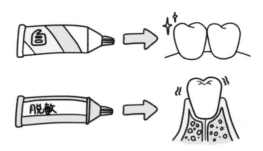

刷牙的方法很多，这里介绍一下最著名的巴斯刷牙法，可以有效清除龈沟内和牙面菌斑，具体操作流程如下。

● 将刷头置于牙颈部，刷毛指向牙根方向（上颌牙向上，下颌牙向下），刷毛与牙长轴大约成 45°，轻微加压，使刷毛部分进入牙龈沟内，部分置于牙龈上。

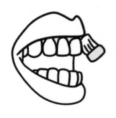

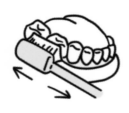

● 从后牙颊侧以 2～3 颗牙为一组开始刷牙，用短距离水平颤动的动作在同一部位数次往返，然后将牙刷向牙冠方向转动，拂刷颊面。刷完第一个部位后，将牙刷移至下一组 2～3 颗牙的位置重新放置，注意与前一个部位保持有重叠的区域，继续刷下一个部位，按顺序刷完上下牙齿的唇（颊）侧。

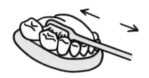

用同样的方法刷后牙的舌侧。

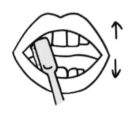

● 刷上前牙舌侧时，将刷头竖放在牙面上，使前部刷毛接触龈缘，自上而下颤动。刷下前牙舌侧时，自下而上颤动。

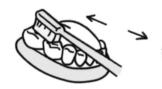

● 刷咬合面时，刷毛指向咬合面，稍用力作前后来回刷。

是不是有点复杂？其实大家如果每次刷牙能保持 3 分钟以上时间，每个牙齿都照顾到，基本是可以满足保持牙齿清洁的要求的。

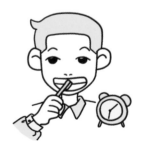

检查牙齿是否刷干净了，可以用舌头舔一圈牙齿，看看是不是觉得十分光滑。当然这个检查方法的自我安慰意义更大，更准确的检查方法是到口腔医院，请预防科大夫给刚刚刷过的牙齿涂上牙菌斑显色剂，检测一下刷牙的成效。

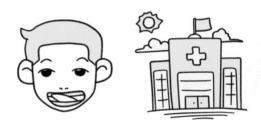

很多人习惯于每餐后立刻刷牙，这是很好的卫生习惯，但却对牙齿有潜在损害，餐后刷牙的时机选择还是很有讲究的。当人们吃过饭后，口腔里的 pH 迅速下降，最低可能达到 4 左右，所以大家吃完饭嘴里会有酸酸的感觉，很多人也是因为觉得这种感觉会损害牙齿才选择餐后刷牙的。毫无疑问，刷牙能够迅速使口腔 pH 恢复到接近中性的正常水平，但在刷牙的过程中，酸性环境可能导致牙刷对牙齿形成更大的磨损。因为在酸性条件下，钙离子更容易与酸性物质结合，牙釉质表面的硬度会有所降低。所以，餐后正确刷牙的方法是，不要立刻刷，等半小时左右让口腔内 pH 上升到接近正常的水平，或者在刷牙前仔细地漱口，去除口腔内残留的酸性物质，之后再刷。

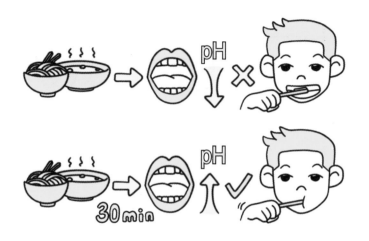

护齿第三招：剔牙

除了借助漱口、刷牙的外力去除牙齿表面的细菌和食物残渣以外，另一种大家常用的物理洁牙方式是剔牙。无论是历史，还是工具的种类形式，剔牙要比漱口、刷牙更丰富一些。剔牙对牙齿来说是有利有弊，在清除食物残渣的同时，不当的剔牙可能会损害到牙齿和牙龈。虽然饭后叼着牙签的形象有些不雅，但配以美食美酒的享受和酒足饭饱的闲适，牙签不失为富足生活的一个象征。围绕着剔牙，甚至发展出了相应的文化和专门的手艺。

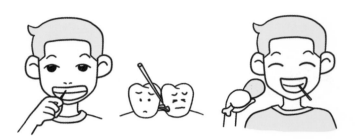

牙签是东方的发明，很多历史典籍中认为佛教推崇的杨枝是牙签的原型，牙签的流行也与佛教倡导礼佛前净身清心直接相关。传说释迦牟尼向弟子们讲道时，发现周围张着嘴巴听得聚精会神的弟子们，开口说话时大多有口臭的毛病，于是释迦牟尼向他们做了口腔卫生宣教："汝等用树枝刷牙，可除口臭，增加味觉，可得五利也。"《隋书·真腊传》中记载，"每旦洗澡，以杨枝净齿，又读经咒……食罢，还用杨枝净齿，又读经咒"。

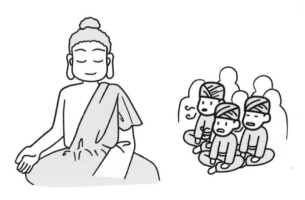

　　当然，也有人对杨枝究竟是牙签还是牙刷有疑问，认为是牙刷的人指出，古人使用杨枝净齿前会把一头嚼烂，实际上起到了刷毛的作用。但不管是牙刷还是牙签，用外力清洁牙齿的习惯，在古人的生活中，已成为必不可少的一部分。

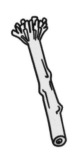

　　牙签的材料很多，最名贵的要数虎须签了。虎须粗细适中，富有柔韧性，但很难得到，一只老虎够得上做牙签标准的虎须也就那么数十根，所以是非常珍贵的牙签的 No.1。除了虎须，黄金牙签、象牙牙签也十分珍贵。考古学家曾发掘出西汉晚期的牙签，打制牙签的材料是黄金，可以反复使用。象牙洁白耐用，而且与牙齿的颜色十分接近。

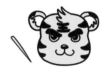 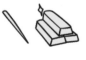 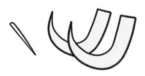

　　明朝权臣严嵩被罢官后，从严嵩家中抄出古董字画金银珍宝无数，当中包括了"象牙签八十五根"。

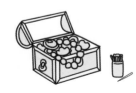

笔者小时候，曾经得到长辈送给自己的一支龟骨牙签，当时是爱不释手。甲鱼后腿和龟壳结合的部位，有两个很特别的 L 形骨头，一头尖、一头粗，用做牙签十分方便，感兴趣的朋友吃甲鱼的时候可以自己尝试找找。

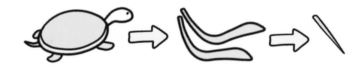

现代，最常见的牙签是木制或竹制的，通过人工或机器削制而成。据说中国每年消费的牙签大概有 600 亿支，人均每年要用 45 根。

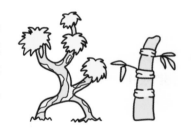

制作牙签会消耗大量木材，为了环保的需要，人们发明了淀粉牙签，用玉米、地瓜淀粉和薄荷等香料制作牙签，用过之后可以在下水道中自然降解。

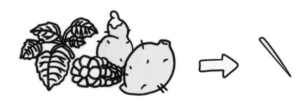

尽管西方人使用牙签的历史比较晚，但却在制造牙签上下了很大功夫。1872 年，美国的第一台牙签制造机由马萨诸塞州的诺贝尔和库雷两人发明，而美国缅因州自称是世界牙签制造之都，当时全球 90%、大约 500 亿支牙签都产自缅因州，因此缅因州人获得了"大吃客"（Down-Eaters）的绰号。

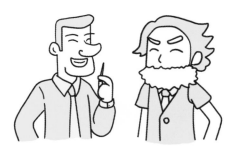

经常剔牙并不是个好习惯，如果没有塞牙现象就不要剔牙。

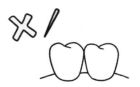

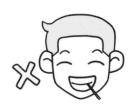

同时，不要叼含牙签，如果牙签不慎进入食管，会有生命危险。美国有一项统计显示，急诊异物嵌塞呼吸道的病例中大约有 40% 是因为使用牙签不当造成的。

选择使用牙签时，要选择软木制品，表面光洁无刺，尖端不要太尖，要有一定的圆滑度。

剔牙的方法一定要温柔，将牙签沿着牙面慢慢地置入龈沟底部，再向舌侧轻轻推出食物残渣，动作一定要轻柔，以免损伤牙周组织。

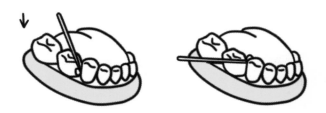

推荐大家用牙线代替牙签，不仅能降低对牙齿和牙龈的损害，还能达到更高效的洁牙目的。牙线不仅能够清除牙签可以清除的食物残渣，而且对牙签难以触及的牙缝中的食物残渣、牙菌斑等效果也十分了得。

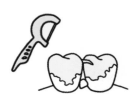

但是要记住，牙线不能反复使用，千万不要觉得舍不得就保存起来下次再用，用过的牙线上滋生的细菌会让牙齿得不偿失。

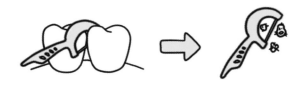

护齿第四招：洗牙

洗牙是一个形象的说法，准确地说应该是洁牙。通过使用洁牙器械，可以磨光牙面，去除附着在牙齿上的牙菌斑，清除牙龈上的牙石、色渍等，达到延迟菌斑和牙石再沉积，保持口腔卫生的目的。

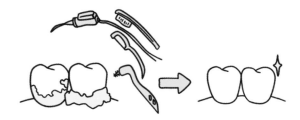

牙菌斑和牙结石是口腔卫生的大敌，即使是每天认真刷牙也很难保证不会沉积牙菌斑和牙结石，因为它们无时无刻不在口腔中繁殖积累，刷牙仅仅是减缓了沉积的速度。

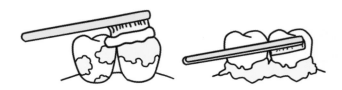

目前的洗牙方式主要有两种，一是超声波洁牙，二是人工洁牙。超声波洁牙主要是依靠高频振荡将附着于牙面上的牙石去除，利用喷出的水雾冲洗牙齿。人工洁牙就是利用工具，通过人工机械清洁牙齿。

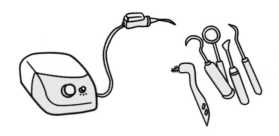

洗牙后大多会做抛光处理，就像洗车后打蜡的效果一样，让牙齿舔起来滑滑的。洗牙后的牙齿可能存在大量细微的划痕，容易再次聚集色渍和牙石，通过抛光能使牙齿表面更加光滑，达到减缓菌斑及色素附着和牙石生成的目的。

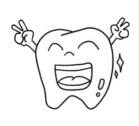

很多人对洗牙有误解，大多是因为洗牙时的痛苦回忆和洗牙后的牙敏感症状。牙周组织中沉积牙石经常引起炎症反应，所以在洗牙过程中，随着这些牙石的清除，会出现出血的症状，这是洗牙的正常反应，大家大可不必担心。

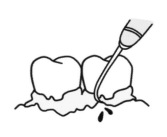

洗牙清除牙石后，如同脱去了一层秋衣，牙齿直接暴露在口腔环境中，可能会产生异样的感觉，这就是有些人洗牙后觉得酸、觉得凉的敏感症状。这并不是洗牙洗坏了牙齿，正常牙齿的敏感症状一般在一两周内会逐渐消失。

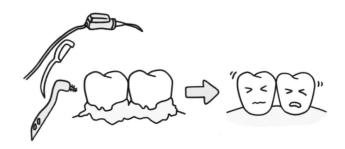

至于多久洗一次牙，要根据牙齿的卫生状况来判断。一般牙医会建议每年洗牙一到两次，既能达到彻底清洁牙齿的目的，又能全面地进行口腔检查，何乐而不为呢？

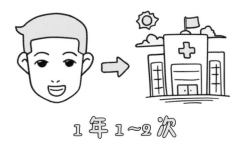

1 年 1~2 次

如果牙石沉积较多，已经引发了牙周疾病，那可能就需要每 3~6 个月到口腔医院检查一下啦。

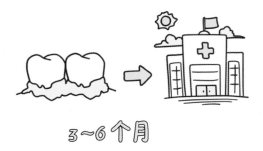

3~6 个月

扭 5 圈
什么才是最好的牙齿

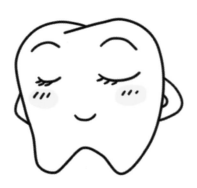

白富美！高富帅！女神！男神！不仅看起来赏心悦目，单听描述就令人心驰神往了。这个时候，露出牙齿，大牙冠上还挂着一丝羞涩的表情。牙齿也可以成为白富美、高富帅。仔细想想，我们的牙齿完全具备这个条件。

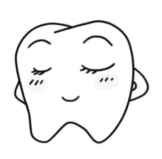

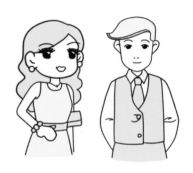

白富美的标准是皮肤白皙，家底殷实，面庞动人。高富帅的标准是身材高大，财力雄厚，潇洒倜傥。

那么，美丽的牙齿，应该有什么样的标准呢？天空飘过三个字——白、齐、香，所以请叫牙齿"白齐香"。

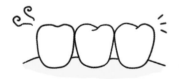

还要补充一点，牙齿也很"富"，但这个"富"等同于"负担"的"负"，当牙齿出现问题时，少不了荷包也跟着变薄。有人估计，按照经济学里机会成本的计算方法（假设全部牙都坏掉了，治好需要多少费用），一个成年人的牙齿大概价值40万人民币左右。

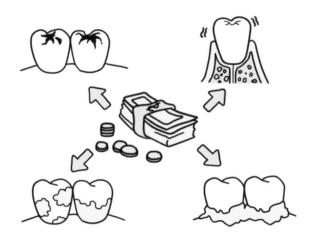

皓齿如贝

先说说牙齿的"白"。战国时期楚国文人宋玉的《登徒子好色赋》中有一段形容美人的句子，"眉如翠羽，肌如白雪；腰如束素，齿如含贝"，这里的"含贝"指的是牙齿像贝壳一样洁白，当然不是说贝壳的表面，而是说贝壳的内面，既洁白又有光泽。

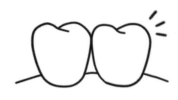

　　所以南北朝时期陆厥的《南郡歌》中也说，"玉齿徒粲然，谁与启含贝"。在英文中，对牙齿颜色的形容是珠光白（pearly white），也是十分贴切。正常牙齿的白色并不是没有一点杂质的白，可以是乳白色、黄白色、灰白色，甚至是泛着淡淡蓝光的白色。牙齿具有珠光感，这是因为构成牙冠部分的羟基磷酸钙是一种特殊的钙晶体结构，致密程度不高，对光进行折射后会形成类似珍珠表面那样的珠光感。

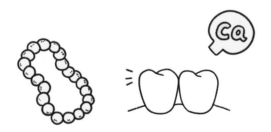

　　有研究显示，牙齿的颜色与眼白的颜色很接近，牙齿偏黄的人，眼白也会偏黄。

那么，为什么有很多人的牙齿不白呢？原因很复杂。归纳起来，导致牙齿不白大概有 10 方面的诱因。

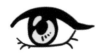 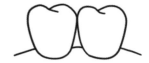

原因一：基因异常。很多家庭，一家人的牙齿都显得比较黄，这很可能是遗传问题，这种遗传并不是基因决定了牙冠的颜色，而是特殊的基因导致牙釉质生长得偏薄，盖不住牙本质的黄色。此外，还有一种遗传病学名叫牙本质发育不

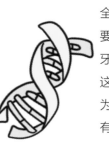

全，俗称"大黄牙"。这类遗传病主要表现为牙本质钙化异常，附着在牙齿表面的牙釉质比较容易脱落。这一遗传病在儿童中的发病率大约为 1/7000，而且部分患者还同时伴有全身骨骼发育异常。

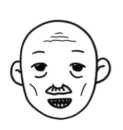 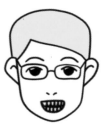 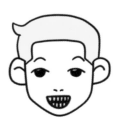

原因二：年龄。人一辈子吃下去的东西不下几吨，有时牙齿还扮演开瓶器、剪刀，甚至是武器等狠角色，所以牙齿的磨损在所难免。总体上看，磨损程度与年龄正相关。牙齿磨损都是从最外层开始的，也就是颜色最好看的牙釉质，牙釉质磨薄了，自然牙本质的黄色就越来越多地显露出来了。

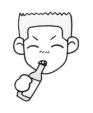

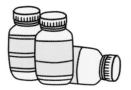

原因三：药物副作用。一些抗生素会影响牙齿发育，导致牙齿变黄，最常见的是四环素和土霉素。

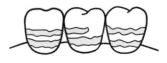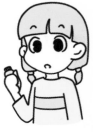

我国 20 世纪五六十年代出生的人里有相当大一批人因母亲怀孕期间或 8 岁之前服用了这些抗生素，导致形成了"四环素牙"，表现为黑灰色的色素沉积在了牙本质中，即使牙釉质再白再厚也盖不住变色的牙本质。

除了抗生素以外，一些治疗过敏的抗组胺类药物、治疗高血压的药物，还有部分精神类药物也会导致类似的牙本质着色，所以准妈妈和孩子们在吃药时一定要仔细看说明书。

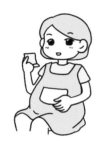

原因四：过量摄入氟。适量的氟，对于增强牙釉质的硬度是有益的，但过量的氟会产生慢性氟中毒现象，在牙釉质表面形成氟斑。氟主要是损害牙釉质发育期牙胚的造釉细胞，让本该均匀的珠光牙釉质变得很不均匀。

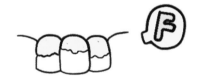

我国的一些地区饮用水中氟含量超标，因此氟斑牙的发生具有地区性。

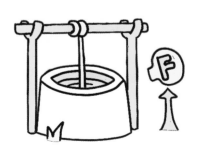

据环境保护部的数据，全球超过 2 亿人饮用氟含量超标的水，其中约 8000 万人在中国，长期大量接触含氟量高的水质会引起氟斑牙和氟骨症。

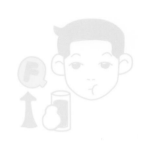

原因五：不当饮食习惯。很多食物会给牙齿着色，比如蓝莓、樱桃、桑葚、槟榔等，一些饮料，比如咖啡、茶、可乐、红酒等，甚至于土豆、苹果都会导致牙齿变黄。食物对牙齿的染色，主要是食物中的色素直接附着在牙釉质表面，或渗透到牙釉质表面细微的小管中，导致牙齿变色。

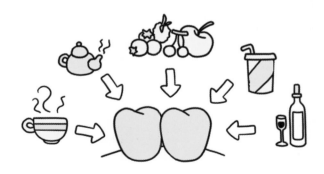

原因六：吸烟。吸烟不仅影响全身健康，而且也会让牙齿变得难看。

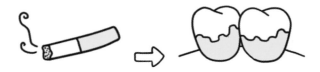

一些老烟民的牙齿会变成黄褐色，甚至是黑褐色。烟草中含有的尼古丁、烟焦油等物质不溶于水，很容易附着在牙齿上，而且单靠刷牙是很难清除掉这些杂质的。

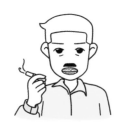

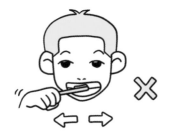

原因七：不良口腔卫生习惯。这应该是使牙齿变色一个雪上加霜的因素。最不良的口腔卫生习惯就是不好好刷牙。

一些食物色素附着在牙齿上后，通过刷牙本来可以直接去除，但如果不及时清除，色素渗入了牙齿表面的小管中，那清除起来就难得多了，还会形成牙石沉积在牙齿表面。

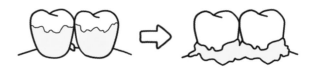

原因八：口腔治疗。牙齿由于龋坏严重坏到了牙髓，做了根管治疗后，由于给牙齿输送营养的牙髓被拔除了，牙齿不仅会变脆，而且也可能变黄。牙齿和人一样，吃不饱肯定会面黄肌瘦。一些治疗龋齿的填充物，比如银汞，时间一长会出现弥散性的渗透现象，导致银汞填充周边的牙釉质变黑；再比如现在比较常用的树脂，虽然不会使牙釉质变黑，但本身老化后可能出现变黄的情况。

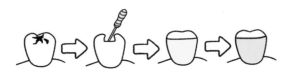

原因九：疾病。女性如果在怀孕期间患有消化系统或内分泌系统的一些疾病，可能会对胚胎牙胚的形成产生影响，导致孩子出生后萌出的牙齿偏黄，但具体疾病与孩子牙齿变黄间的直接对应关系还不是很明确。

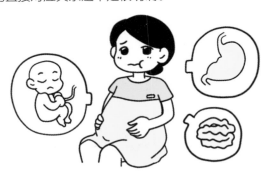

一些癌症患者，在结束化疗或放疗后，牙齿也会出现变黄的情况。

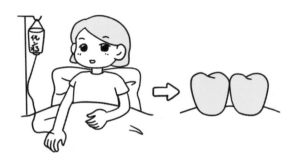

原因十：外伤。比较严重的牙齿外伤可能会损坏牙髓，血块和坏死的牙髓组织会渗入牙本质小管中，引起牙齿变色。

对于孩子来说，因为他们的牙齿还处在不断发育的过程中，严重的外伤会影响牙釉质形成，让牙齿的颜色看起来不那么自然。

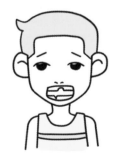

10 个原因是不是很多？但以上十大原因归纳起来，牙齿变色主要有两大类情况。

一是外源性着色，主要是由于药物、食物、饮料、烟渍中的色素沉积在牙齿表面或者修复体表面引起的牙齿着色。外源性着色引发的牙齿变黄并不影响牙齿的功能，只影响牙的美观。

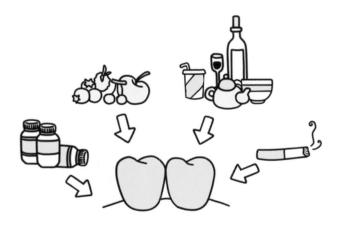

二是内源性着色，主要是由于受到病变或药物的影响，牙齿内部结构发生着色，常伴有牙齿发育异常，活髓牙和无髓牙均可受累。如四环素牙、氟斑牙、牙外伤等。

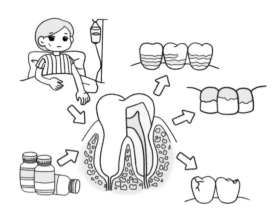

牙齿变黄了怎么办？不要怕，无论是外源性着色，还是内源性着色，牙医都有办法让牙齿美白如初。人生中追求的那份若只如初见的感动，美白的牙齿也可以再现。

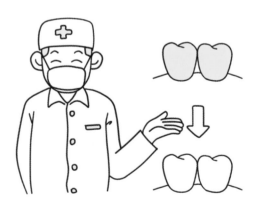

先说比较容易去除的外源性着色。主要是通过一些物理方式，比如刷牙，特别是认真地刷牙，比较高级的是洗牙，通过超声波去除附着在牙齿上的牙垢、牙石、色素沉积。

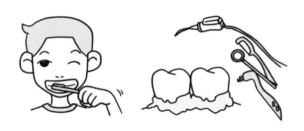

刷牙可以避免食物残渣附着在牙齿上，不仅对牙齿健康有利，也有助于保持牙齿的颜色。

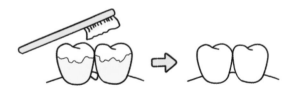

市面上有很多标有美白功能的牙膏，但效果有限，单纯依靠牙膏很难把大黄牙变白。

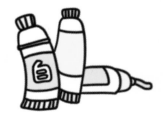

多数美白牙膏添加了特殊的摩擦剂，能够去除轻微的外源性色素，对四环素牙、氟斑牙等深层着色基本没有什么效果。

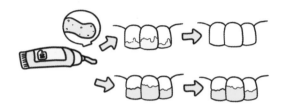

不过要小心的是，部分牙膏里的摩擦颗粒大且硬，长期使用可能会磨耗牙齿。

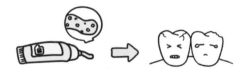

还有一些美白牙膏添加了过氧化氢等漂白物质，但浓度非常非常低，部分人用这种牙膏可能会有发酸、怕凉、肿胀等刺激现象，但也正是这种刺激感会让人觉得这种牙膏有用。

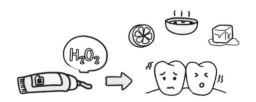

超市里卖的美白牙贴、美白漱口水等，实际上也是添加了过氧化氢等漂白成分。

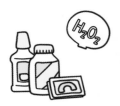

洗牙究竟能不能美白，很多人都在争论。不过可以负责任地讲，洗牙对去除烟渍、茶渍、菌斑结石等外源性着色还是很有效的。

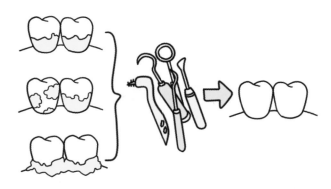

内源性着色美白的难度就要大一些了，既有物理的办法，也有化学的办法。

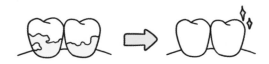

第一种是大名鼎鼎的冷光美白。所谓冷光美白，就是用波长480～520纳米的高强度蓝光，催化美白剂中的过氧化氢和直径20纳米的二氧化硅产生氧化还原反应，吸附并去除牙齿表面及深层附着的色素，从而达到美白的效果。

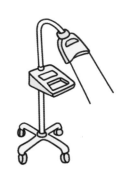

冷光美白的费用比较亲民，花半小时的时间就可以做完。但由于治疗过程中，一些美白剂可能会渗入牙本质，不少人会出现暂时的牙敏感情况，不过一般一两天就可以缓解。

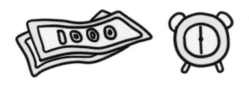

第二种是"贴面"。说白了就是把颜色不好看的牙齿盖起来。这种方法先磨掉少量牙釉质，然后涂上粘结剂，用树脂充填并光固化，最后打磨抛光，基本可以实现瞬间美白，也可以粘贴上瓷贴面，美观效果更好，几乎可以以假乱真。

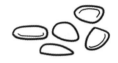

第三种是烤瓷牙。可以说是"贴面"的升级版，不光外人能看到的部分可以盖起来，整个牙齿都可以大变身，不过价格也是最贵的。

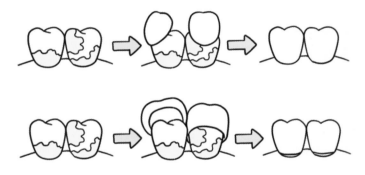

整整齐齐

再说说牙齿的"齐"。关于"齐"，这是笔者本人的强项，因为笔者自己是一个人见人爱、倾城倾国、貌美如花、武艺高强、身轻如燕……的正畸大夫。

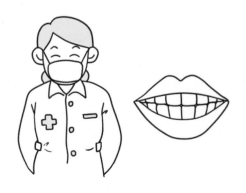

从牙齿的观感上看，"齐"有着和"白"同等重要的地位。牙齿整齐时并不会引起人们的注意，但当它们长得很特别的时候，往往会给人留下深刻的印象。比如，吸血鬼惨白的恐怖面容总要配上獠牙，才显得更加阴森可怕；在意大利铁卫基耶利尼的肩头留下一排牙印后，"苏神"的美名立刻被"龅牙苏"取代了。

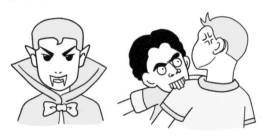

《诗经》中形容美女的牙齿"齿如瓠犀"，说牙齿如同葫芦子一样整齐洁白。

与之相反，牙齿参差不齐者称之为龃龉，咬合不齐者称之为龁，排列不正者称之为齜，不平整者称之为龋，都是病态的表现。

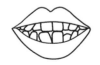

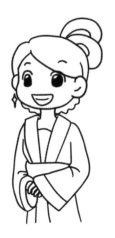

　　动物牙齿是人类装饰品的重要来源，人自己的牙齿美不美、齐不齐也相当重要。玛雅人是牙齿美容的鼻祖，他们通过为牙齿镶嵌各种宝石或在牙齿上进行雕刻，达到美容的目的。镶嵌宝石需要先在牙齿上开槽或打孔，之后用天然树脂提炼的粘结剂把宝石粘到牙齿上。当时的玛雅工匠对牙齿解剖学已有相当深入的了解，在他们为镶嵌美容牙齿打的洞中，没有一个打穿了牙髓腔。

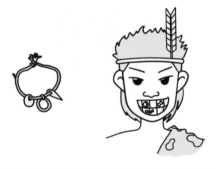

　　当我们在对人类的进化奇迹惊叹不已的时候，也不得不接受种种进化中的不完美。《人体的故事：进化、健康与疾病》的作者丹尼尔·利伯曼教授提出了一个十分有趣的概念——失配性疾病，即现代人与旧石器时代的人相比，在生物学上变化不大的身体，根本不足以或不能适应快速改变的现代环境和行为而导致的疾病。牙齿不齐和智齿阻生是最典型的进化失配现象之一。牙齿的形状主要受基因控制，但牙齿在颌骨中的位置则受到咀嚼力的影响。

智人的近亲尼安德特人长了一张凸出的大嘴，那时候他们主要靠自然采集生存，运气好的时候能吃点野果这样的"软饭"，运气不好的时候，只能啃啃树皮之类的"硬菜"。所以，他们的大嘴是张"通吃"的大嘴，反复的咀嚼锻炼使他们的颌骨发育十分充分。

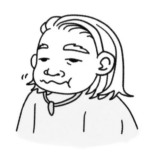

容积率 0.5 的别墅和容积率 5 的高层就是不一样。在发育充足的颌骨上，牙齿的排列总是显得那么自如，不会你挤我、我压你的七扭八歪。同时，尼安德特人的牙齿也要比现代人好得多，研究发现，他们实用肉食比谷物更多，所以很少患龋齿和牙周疾病。

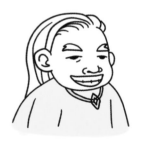

这么看，尼安德特人似乎完全不用正畸，大嘴走天下，笑笑不可怕。但在考古中发现的 3 万～5 万年前的尼安德特人，牙齿也出现了一定的牙列拥挤现象，与 8 万～10 万年前的尼安德特人遗骸相比，年代越晚的尼安德特人的颌骨尺寸越小。

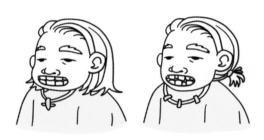

这可能与尼安德特人的生活环境有直接关系，在 3 万～5 万年前，他们开始了相对稳定的定居生活，食物的来源也不再像最初那样有什么吃什么，而是选择特定环境中的特定食物，特别是利用火适当烹调食物，让很多食物不仅味道更好，而且口感也更好，咀嚼的强度明显下降了。

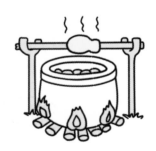

哈佛大学人类学家兰厄姆推算，体形与早期人类相仿的灵长类动物，每天需要用一半的时间来咀嚼食物。因为用火烹饪食物后节省下来的咀嚼时间，可被用于狩猎，这又让人类有了更多机会进食肉类，从而促进了脑容量增大，同时消化系统压力的降低使牙齿、下腭和消化道都渐渐缩小到今天的比例。

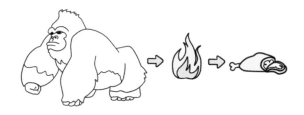

现代人更是如此，吃的东西越来越精细，牙弓也变得越来越狭窄，牙齿不齐的现象便越来越普遍。所以说，原来是人类进化给了笔者这个饭碗。

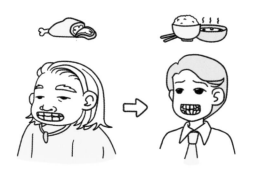

从历史回归到现实。面部的发育是一个动态的过程，在正常的胚胎发育过程中，上颌骨和下颌骨由第一鳃弓衍化出的上颌突与下颌突发育而来。现代口腔正畸学把错𬌗畸形定义为由牙𬌗、颌面间关系不调而引起的各种畸形，包括牙齿排列不齐、上下牙列间的颌关系异常、颌骨大小形态位置异常等多种情况，具体表现为牙列拥挤、牙列间隙、上下牙列中线不对齐、深覆盖、反𬌗、深覆𬌗、开𬌗、偏𬌗等临床症状。

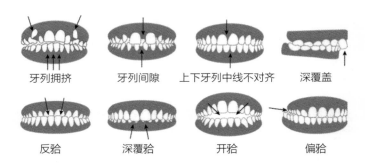

牙列拥挤　　牙列间隙　　上下牙列中线不对齐　　深覆盖

反𬌗　　深覆𬌗　　开𬌗　　偏𬌗

牙齿齐不齐包括先天遗传和后天环境两大因素。基因的传承与变异让错𬌗畸形这一进化中的不完美代代相传，颜面不对称、牙列拥挤、牙列间隙、牙齿形态或萌出异常、上颌前突、下颌前突或后缩、深覆𬌗等症状具有明显的家族遗传性。爸爸妈妈的牙齿拥挤，很可能小朋友的牙齿也会拥挤。

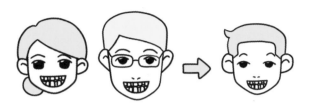

在脸形上，遗传的特征更加鲜明，大下巴的爸爸妈妈往往也会有个大下巴的儿女。

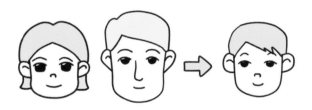

小下颌的父母自然生的也很可能是小下颌的宝宝。

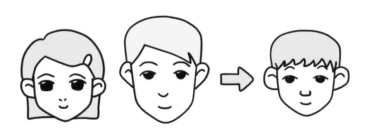

　　举个有趣的例子吧。统治德意志帝国 500 多年并遍及欧洲大陆的哈布斯堡家族，从查理五世开始，个个都有个反𬌗的大下巴。查理五世偏偏是个自恋的人，他在位时留下了许多肖像画，而且多数出自文艺复兴时期大画家丢勒和提香的手笔，在那个既没有 PS 也没有美图秀秀的年代，加上丢勒那标志性的写实风格，画出的查理五世大下巴确实让人不忍直视。哈布斯堡家族的大下巴们还有西班牙国王腓特烈二世、奥地利皇帝鲁道夫二世、费迪南二世，等等。

　　除了先天遗传因素外，内分泌功能异常、外伤、咀嚼功能异常、不良口腔习惯等后天的生理或环境因素也会对错颌畸形的发生产生直接影响。比如，在内分泌腺体中，垂体和甲状腺与错𬌗畸形的发生密切相关。垂体及甲状腺功能亢进会引发下颌前突，腺体功能不足则可能引发下颌后缩。又比如，乳牙外伤引起的牙髓坏死、根尖周病变可能影响继生恒牙的发育或改变恒牙的萌出方向，引起牙齿排列不齐或拥挤。再比如，由于龋齿导致的牙体缺损，会影响患者的咀嚼功能甚至产生咀嚼痛，养成不愿用患侧咀嚼食物的习惯，长时间的单侧咀嚼会引起面部发育不对称。

　　由于本能反射、缺乏喂养或恐惧不安等因素，婴幼儿经常出现一些无意识的口腔习惯，其中一些长时间存在的不良习惯有可能会诱发错𬌗畸形。这些不良习惯主要包括吮指、

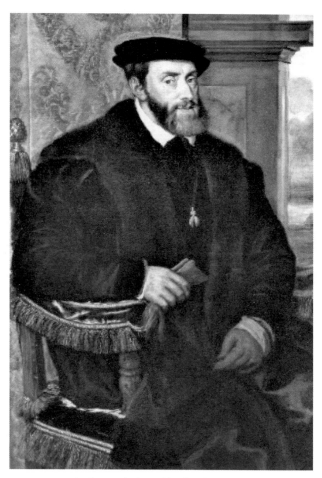

查理五世肖像画（提香·韦切利奥）

吐舌、吸唇或咬唇、习惯性口呼吸、单侧咀嚼等。以吮指为例，长期吮指可能会破坏颌面部发育平衡，导致门牙和上颌向前凸起，下颌骨向下或向后旋转。

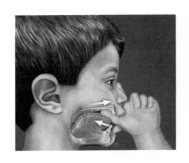

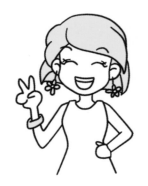

牙齿整齐不仅看起来赏心悦目，就像电视上的大明星一样，无论是莞尔一笑，还是开怀大笑，露出的牙齿都是那么洁白无瑕，整齐划一。而且更重要的是，整齐的牙齿对口腔健康乃至身体健康至关重要。

整齐的牙齿不容易堆积食物残渣，降低了患龋齿和牙周疾病的可能性，也不会导致部分牙齿的过度磨损。

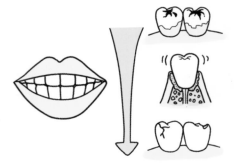

　　而且牙齿整齐吃饭也会更香呢！比如，有的反𬌗患者，上下牙之间难以闭合，连咬面条都要咬好几次才能咬断。

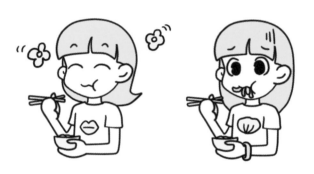

　　最最重要的是，整齐的牙齿能够带给我们自信的微笑和自信的生活。在笔者的实际工作中，接触过很多正畸患者，因为牙齿不齐或面形不好而自惭形秽、不愿见人，每当看到治疗结束后她们自信的笑容时，心中都十分感动。

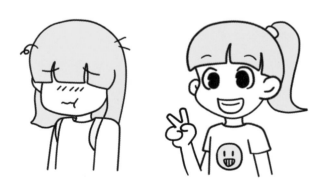

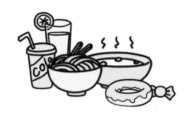

正畸治疗的目标是平衡、稳定、美观。所谓平衡，就是全部牙齿具有良好的咬合关系，能够最大限度地发挥牙齿的功能，实现"想吃就吃、吃嘛嘛香"。

所谓稳定，就是正畸治疗保持良好的效果，避免出现反弹。所谓美观，顾名思义就是一开口便露出整齐的牙齿，究竟多么整齐嘛，参考地铁站广告牌上微笑美女的大头照。

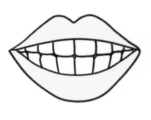

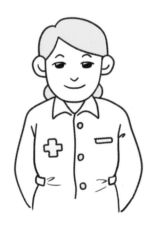

牙齿不齐的男票女票们，不要再羡慕电视上明星齐整洁白的漂亮牙齿啦，来问问正畸大夫，你也能拥有美丽、自信的笑容。

现在，排齐牙齿的正畸技术已经比较成熟。除了大家熟悉的钢牙套以外，还有陶瓷做的冰晶牙套与牙齿颜色几乎一样，看起来十分美观。

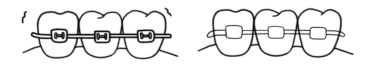

如果不想让人知道你正在正畸，还可以选择牙套在牙齿背面舌头一侧的舌侧正畸，或是用透明材料制成的隐形牙套，效果也都非常好。

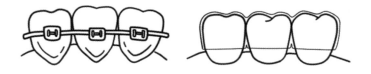

下面，提出正畸治疗的灵魂三问：治什么？何时治？怎么治？

第一个问题：什么样的症状需要正畸？正畸治疗的适应证有多种表现形式，如果出现以下症状，可以考虑到医疗机构接受正畸诊前检查。第一类症状是牙列拥挤；第二类症状是牙间隙过大；第三类症状是深覆𬌗；第四类症状是"龅牙"；第五类症状是"小下巴"；第六类症状是露龈笑；第七类症状是"地包天"；第八类症状是开𬌗；第九类症状是面部不对称。

第二个问题：什么时候开始正畸？一般来说，牙齿矫治的最佳时机在恒牙换牙完成之后，年龄在 12—16 岁。建议儿童从两岁半开始定期进行口腔检查，及时发现并干预早期的错𬌗畸形，降低未来恒牙期正畸治疗的难度。但对于一些比较特殊的症状，牙齿矫治的时间有所提前。如"地包天"患者，3 岁半至 5 岁是治疗乳牙反𬌗的最佳时机，8—10 岁比较适合做前方牵引，通过对前牙反𬌗的早期干预，可以促进上颌骨的正常发育，抑制下颌骨的过度发育，避免发生严重的骨性错𬌗，同时有效减少牙齿咬合创伤。又比如，下颌后缩的患者在青春前期生长发育高峰阶段，可以利用孩子的生长发育潜力进行功能矫治，通过佩戴功能矫治器促进下颌骨发育，降低后续正畸治疗的难度。成人正畸则没有严格的年龄限制，可随时到医疗机构就诊。

第三个问题：如何进行正畸？正畸治疗是一个长周期的治疗过程，一般需要 2～4 年，一些疑难病例的疗程可能会更长。一般来说，矫治牙齿的基本流程包括：初诊了解口腔健康基本情况；正畸专科检查，包括放射影像、取口腔模型、验血等；制订正畸治疗方案，向患者和家属交代治疗流程、预期效果与治疗风险等；完成洗牙、补牙、拔牙等前期治疗，为正畸治疗创造良好的口腔环境；戴牙套；多次常规复诊，定期评估治疗效果，对牙套进行调整；拆牙套；戴保持器，避免复发。如果患者有正畸治疗的意愿，应该先到专

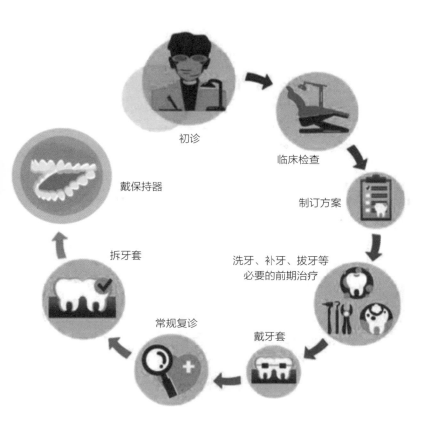

初诊

临床检查

制订方案

洗牙、补牙、拔牙等
必要的前期治疗

戴牙套

常规复诊

拆牙套

戴保持器

业的正畸科室进行综合评估，特别是一些成年患者，口内的牙齿情况比较复杂，如存在牙周炎、牙齿缺失、龋齿等问题，在统筹考虑正畸设计方案后，还要到相关科室进行正畸前治疗。

最后提示大家，千万不要相信美容冠快速正畸！因为正畸治疗的疗程比较长，所以一些无良商人打出了快速排齐牙齿的美容冠幌子。对于大部分打算正畸的患者来说，美容冠快速正畸无异于杀鸡取卵、竭泽而渔。实际上，美容冠是一类固定修复技术，需要磨掉部分牙齿，再套上外面的牙冠，人为地实现对齐的效果。但对于绝大部分正畸患者来说，完全没有必要磨损牙齿，冒着几年或10年后要重新再换美容冠，甚至是出现牙周或牙髓炎的风险，来用金钱换取疗程缩短的那一点点时间，得不偿失。大家要记住，身体上的零件，不到万不得已，还是原装原配的好啊！

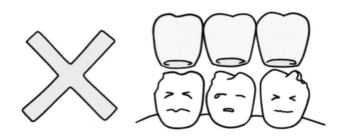

口气清新

最后讲讲牙齿的"香"。更确切点说，这个"香"不光是牙齿本身没有令人烦恼的味道，更大程度上是牙齿安身的口腔里，没有让人掩鼻泪奔的怪味。

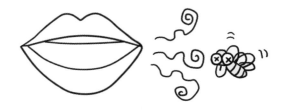

美国前第一夫人米歇尔爆料，奥巴马早上起来口臭一级强，两个女儿看见他都会掩鼻而去。据调查，中国人口臭率为 27.5%，欧美人高达 50%，全球约有 35% 左右的人有口臭。世界卫生组织已经把口臭划为疾病的一种。

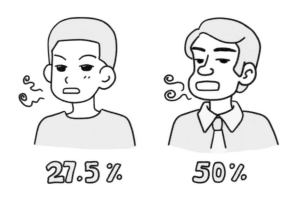

产生口臭的原因非常复杂，比如中医认为是"上火"，特别是"肠胃热、胃火旺"。一些口腔疾病（如龋齿、牙龈炎、牙周炎、黏膜病等）可能会产生口臭，一些全身性疾病（如消化道溃疡、糖尿病、尿毒症、扁桃腺炎、鼻炎等）嘴里也会有难闻的味道。所以口臭可以说是个重要的信号，要么口腔出了问题，要么身体出了问题。当然，刚刚吃过榴梿、大蒜、大葱、臭豆腐的，还有长期吸烟的，就不要出来捣乱了。

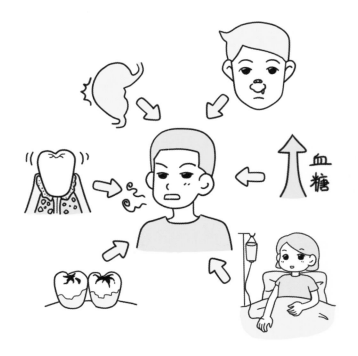

大部分的口臭都和口腔疾病有关。龋齿中的细菌和食物残渣发酵会分解产生臭味，牙髓坏死或化脓性牙髓炎也会发出臭味，有大量牙石、菌斑的牙周病患者的牙周袋内细菌发酵会产生恶臭的硫化氢、吲哚和氨类；唾液腺分泌不足降低了唾液对口腔的冲洗作用也会产生口臭。对这部分口臭，相应地进行对症治疗就可以啦。

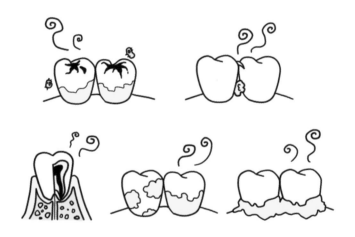

口臭有时可以作为判断全身性疾病的信号。比如，急慢性胃炎、消化性溃疡有酸臭味，幽门梗阻、晚期胃癌常出现臭鸭蛋味，糖尿病酮症酸中毒患者会呼出丙酮味，尿毒症患者有烂苹果味等。

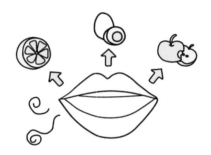

　　保持良好的口腔卫生习惯是预防口臭的最佳手段。此外，嚼嚼口香糖能够增加口腔中的湿度，提高口腔分泌唾液的能力，对预防口臭有一定作用。还可以多喝水，水能使口腔处于细菌密度最低的环境，避免因为口腔干燥导致细菌大量繁殖。喝无糖酸奶能降低细菌繁殖，有研究发现每天坚持喝无糖酸奶，可以降低口腔中硫化氢的含量。一些爽口的水果，比如金橘、柠檬、山楂、柚子也有驱除口臭、预防口臭的功效。

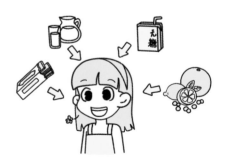

说个题外话，观音菩萨和治疗口臭之间还有点联系。大家到寺庙里看慈眉善目的观音菩萨，总是一手持杨枝，一手托净瓶。《西游记》里，观音菩萨用杨枝加净瓶救活了五庄观的人参果，扑灭了紫金铃放出的山火，似乎杨枝的作用是用来沾水淋水的。其实则不然，杨枝在佛教里最初是用来刷牙除口臭的。

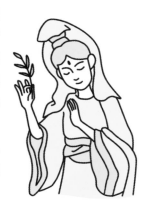

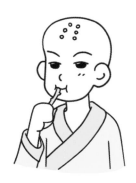

相传比丘有十八般武器，其中之一便是杨枝，比丘四处云游时，杨枝是必备之物。古代佛经《五分律》中记载："有诸比丘不嚼杨枝，口臭食不消，有诸比丘与上座共语，恶其口臭……佛言，应嚼杨枝。"

可见，杨枝的作用大体和牙刷或口香糖的作用类似，通过粗纤维摩擦牙齿去除食物残渣，达到清洁口腔的目的。

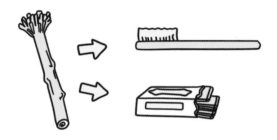

一些食物可以起到去除口臭的作用，橘子、橙子、香芹、花椒、茴香等都能起到口气清新的作用。相传清代嘉庆年间的男性，身上常拴一荷包，荷包里装满胡椒籽，会客之前手先伸进荷包里，捏出一粒胡椒，优雅地放到嘴里轻嚼，见人说话便是一嘴胡椒味儿，口臭便可以掩盖过去。

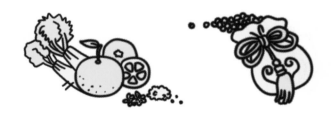

扭 6 圈
牙齿发来的信号弹

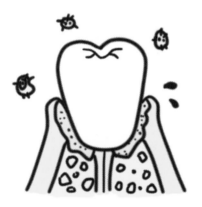

每当听到一叶知秋这个成语时，总有一些萧瑟凄凉的感觉。如同自然界万事万物之间有着神奇精妙的联系一样，作为人体生命有机体的一部分，牙齿不仅是身体健康的晴雨表，而且也会直接或间接地对身体健康产生影响。所以广告语的那句"身体倍棒，吃嘛嘛香"，不但正着说成立，反过来说"吃嘛嘛香，身体倍棒"也完全正确。世界卫生组织也一直在倡导"口腔健康，全身健康"。在这一章里，牙齿不仅是身体健康的红绿灯，而且也可能会成为破坏健康的小杀手。

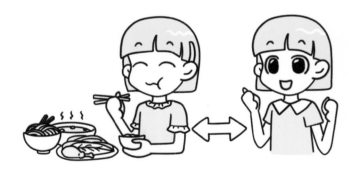

首先来看看牙齿的变化能影响和预见身体健康中的哪些问题。

病从口入

"病从口入"是句真理，而且很多时候"入口"的病可不是拉个肚子那么简单的。病灶转移是口腔疾病引发其他全身健康问题的重要原因。大家肯定经常听到癌症"转移"的说法，而且"转移"往往意味着病情加重。很多口腔疾病也有病灶转移的风险，可能引起其他疾病，甚至是心脏病、脑中风、新生儿早产等危及性命的重大疾病。所以，笔者要改编《孙子兵法》的第一句话，"牙者，命之大事，不可不察也"。

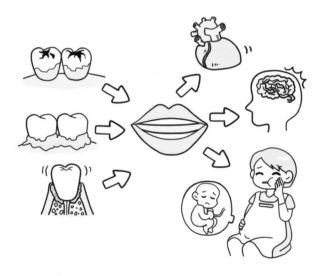

　　口腔内的细菌随血液转移到其他器官，可能引发新的感染。比如，牙周炎患者的病灶处大概有近 300 种不同细菌，这些细菌和它们产生的毒素转移到心脏可能引发心脏内膜炎，转移到肺部可能导致肺内感染，转移到女性盆腔可能引起盆腔炎，如果是孕妇还可能会出现早产。

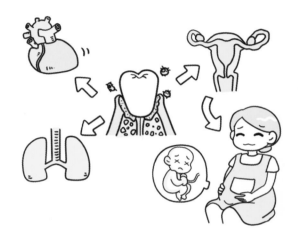

　　做过妈妈的女性大多会感到怀孕期间牙龈的异常变化，如肿胀、疼痛、出血等，这是体内激素水平显著变化引发的生理反应。同时，在激素水平升高时，牙龈也会对细菌变得更为敏感。

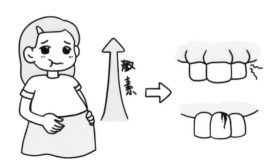

妈妈的牙周问题很可能对胎儿产生负面的影响。有临床研究发现，18% 的早产儿最初是由牙周类疾病引发的，重症牙周炎孕妇发生早产儿和低体重儿的可能性是正常孕妇的7.5 倍。

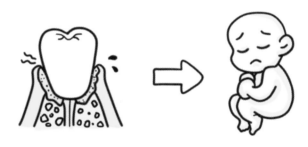

所以，当闺蜜们问我备孕时要不要治牙，我都会态度坚定、表情严肃地建议她们到医院彻底地进行一次口腔检查和治疗。

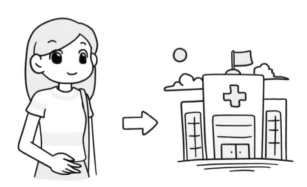

作为冠心病、心肌梗死、脑卒中的高风险因素，牙周炎在临床研究中已经得到公认。牙周炎红肿出血，实际上相当于在嘴里开了一条常年不愈的伤口，口腔内的细菌和毒素很轻易地就可以从这条伤口进入到血液系统，人体自身的免疫机制为了对付这些细菌会合成一种类似于血小板的胶状蛋白质，而这种胶状蛋白质会导致血液变得黏稠，在血管内形成血栓。

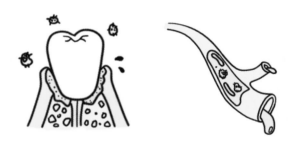

美国有临床研究显示，50 岁以下男性牙周炎患者或无牙者患冠心病的概率比普通人高 70%。

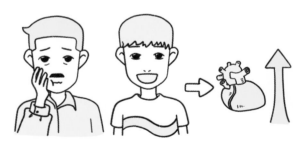

牙槽骨吸收严重的患者，其心绞痛和心搏骤停发生率分别是正常人群的 2.2 倍和 3.0 倍，一些心肌梗死患者在发病前会出现明显的牙颌疼痛现象。

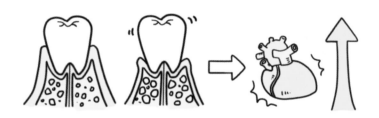

牙病与胃病之间的关系不言而喻。牙齿咀嚼食物不细致，会增加胃的工作负担，久而久之胃便会积劳成疾，出现慢性胃炎、消化不良、胃溃疡等疾病。

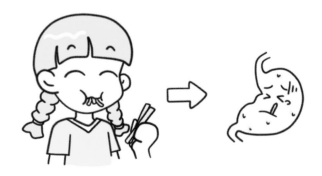

但更重要的是，口腔是引发胃炎的幽门螺杆菌的聚集大本营，特别是在牙周袋中和龋坏的牙齿上，寄居着大量的幽门螺杆菌，它们几乎每时每刻都伴随着吞咽动作进入胃里。

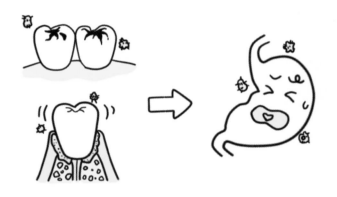

一些佩戴活动义齿的爷爷奶奶们，如果义齿清洁不到位，胃病加重或患胃病的风险会大大提高。

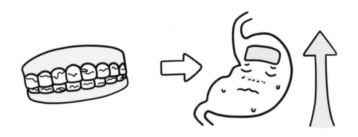

口腔是呼吸道的一部分，甚至一些人还习惯于口呼吸。当年春节晚会马季的群口相声里讲到，"嘴"因为承担了"鼻子"的呼吸工作而感到愤愤不平。

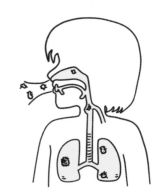

自然而然的，口腔里的细菌也会通过呼吸道这个渠道进入肺部，引发感染，特别是抵抗力较弱的老人和孩子，更是口腔细菌呼吸转移的受害者。

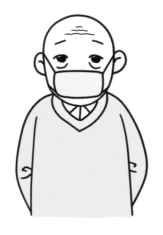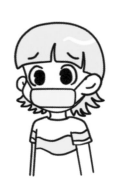

日本一家老年医疗中心的研究发现，大多数死于肺炎的老年患者的发病原因与口腔内的龋齿、溃疡等病灶有关，导致口腔病灶的外源性致病微生物与引发肺炎的病菌基本一致。

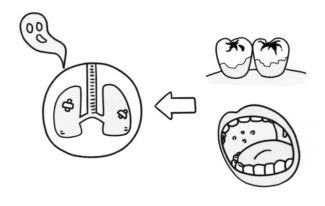

尤其是长期卧床或有气管插管的老年人，口腔细菌被误吸或由插管带入肺部，则会引发吸入性肺炎及慢性阻塞性肺疾病等不可逆的退行性病变，不仅影响生存质量，还可能危及生命。

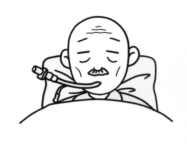

在生理状态之外，口腔健康也与心理状态息息相关。

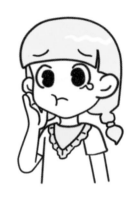

不仅牙痛会让人寝食难安，而且像口臭会影响到人际关系。

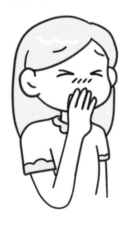

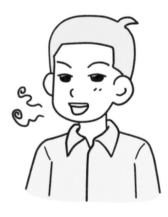

排列不齐、拥挤不堪的牙齿，不健康的牙齿色泽，都可能在社会交往中给人们带来心理阴影。

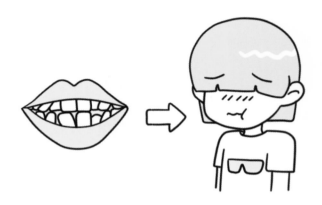

磨牙现象可能是情绪紧张的表现。研究人员发现，磨牙通常和某些性格特征有一定关联。比如，磨牙的人一般更强势、更好胜，尤其是更加焦虑。有临床研究显示，70% 磨牙的人之所以磨牙，是因为潜在的压力或者焦虑。

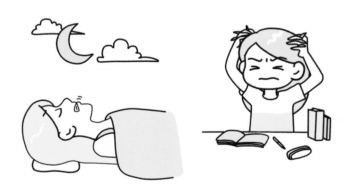

对于爷爷奶奶们来说，牙齿还是影响大脑记忆功能的重要因素之一。不是因为牙齿离大脑比较近，而是因为口腔运动对于大脑神经元的活性有直接的影响。有研究发现，记忆能力的退化与咀嚼能力的下降密切相关。磁共振影像显示，大脑新皮质还未出现病变前，脑神经中的海马及内嗅区就会出现大量的神经元缠结及缺失现象。

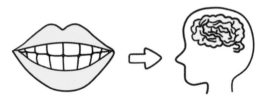

无论是处在大脑发育期的婴幼儿，还是处在大脑退化期的老年人，咀嚼能力和认知能力有很大相关性，脑功能代谢的维持依靠充足的脑血流，咀嚼时大脑相应功能区的血流增加，可促进脑部功能活性化。

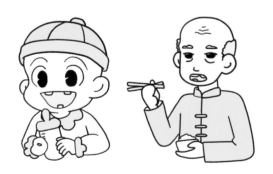

在牙齿缺失后，咀嚼刺激减少，脑血流下降，脑部活化程度可能受到影响。因此，缺失牙一定要尽快修复上。

牙齿传递的疾病信号

接下来再说说哪些疾病也会累及牙齿，具体的表现形式多种多样。

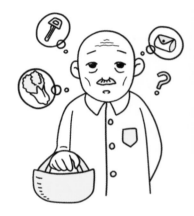

糖尿病和口腔疾病之间是并发关系，两者往往会相互影响、相互加重。俗话说：10 个糖尿病患者 9 个半有坏牙齿。

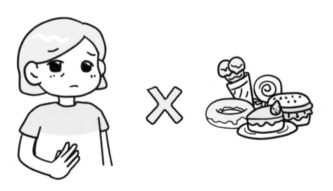

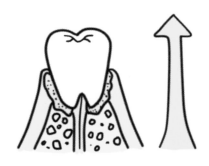

牙周炎目前是糖尿病的第 6 大并发症。糖尿病不仅对人体器官、组织、细胞等产生病理影响，同时也会对口腔造成一定程度的损害，尤其是血糖控制不佳时，更易引起口腔疾病。

糖尿病患者发生重度牙周病的风险比非糖尿病患者增高 2～3 倍。不少糖尿病患者会出现牙龈肿痛，个别牙齿或全部牙齿疼痛或压痛等症状，严重些的可出现牙龈红肿、流脓，最终因牙周骨质流失，造成牙齿松动，出现咬合困难甚至是牙齿脱落的情况。

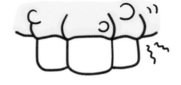

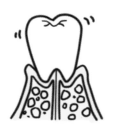

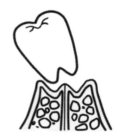

骨质疏松也会让牙齿变得摇摆不定。中医理论认为，齿为骨之余。牙齿是人体中与骨骼结构最为接近的组织，而且牙齿根植的"土壤"是牙槽骨，可以说牙齿和骨头之间是最亲的一对好兄弟。

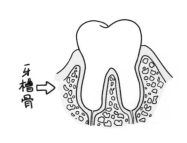

牙齿与骨头之间的相互作用很显著。比如，因激素水平、营养等原因造成的骨质疏松会使牙齿附着的牙槽骨丧失或松动，最终导致牙齿脱落。

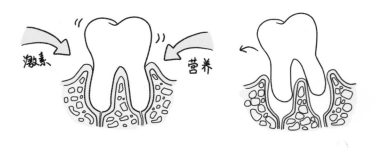

相应地，在牙周组织中繁殖聚集的细菌也会侵袭牙周围的骨质，可能引发骨髓炎，进而影响全身骨质健康。

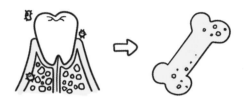

一项在女性中进行的研究显示，患有骨质疏松的女性牙齿脱落风险是正常女性的 3 倍。

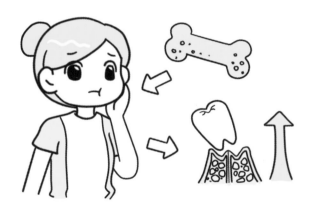

吸烟对牙齿的影响是灾难性的。有些老烟民觉得，抽几支烟无非是让牙齿发黄，影响美观而已，相比于吸烟带来的快感和貌似酷酷的男子汉气概，牙齿难看一点完全是"毛毛雨"啦。

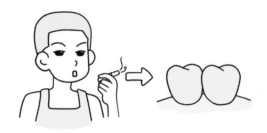

吸烟对牙齿的危害是多重的，比如会增加牙垢，加速牙菌斑形成，刺激牙周组织进而引发牙龈萎缩。

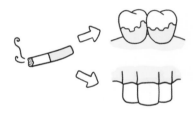

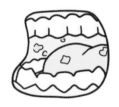

烟雾中的焦油、尼古丁等物质也会刺激口腔黏膜，导致罹患白斑、口腔癌等恶性疾病。

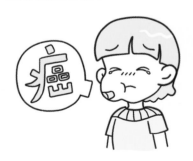

作为全身健康的晴雨表，很多全身性疾病在口腔中也会有相应的表现。比如，麻疹早期可在口腔黏膜腮腺导管附近出现麻疹黏膜斑；猩红热会出现杨梅状舌；风疹也大多先在颊黏膜处出疹，之后再逐步发展到颈部、上下肢及躯干；B族维生素缺乏症可能表现为口角炎、唇炎、舌炎、口腔溃疡，维生素 C 缺乏症在发展成坏血病之前会在口腔中表现为牙龈炎、牙龈出血和牙龈肿胀。

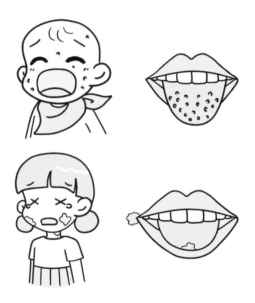

白血病患者常在严重的全身症状出现前有牙龈出血或口腔溃疡症状，有时甚至牙龈迅速坏死或有腐败性口臭。

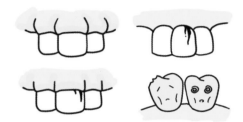

　　一些传染病在口腔中也有独特表现，比如梅毒在口腔内出现弥散性黏膜斑，四周有充血发红的小斑片，糜烂面上有灰白色渗出物，三期梅毒会出现间质性舌炎，甚至上腭穿孔，舌背乳头萎缩、舌肌萎缩。婴幼儿从母亲那里感染的先天性梅毒会导致口腔中出现畸形牙，呈桑椹状，且排列稀疏。淋病的口腔症状表现为急性淋菌性口炎，全口黏膜充血发红，浅表溃疡、唾液分泌增加，黏稠度加大。

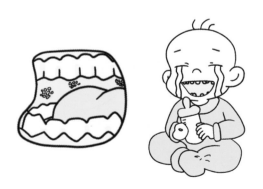

扭7圈

牙若有情牙亦老

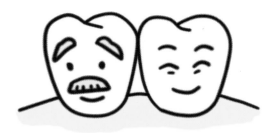

最美不过夕阳红，夕阳是晚开的花，夕阳是不老的情。当我们看到老爷爷老奶奶牵手前行时，心中都会或多或少地涌出一份感动。

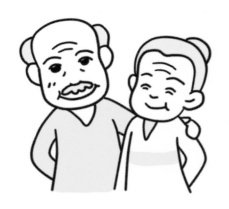

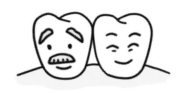

对于牙齿而言，也是如此。牙齿陪伴我们一生，一定要让它们活得健健康康、长长久久。

牙齿衰老的苦恼

先读几首唐诗吧，对牙齿的怀念会是怎样一番情怀呢？

大文豪韩愈有一首五言律诗《落齿》，反复吟诵了牙齿脱落的伤感之情：

去年落一牙，今年落一齿。俄然落六七，落势殊未已。

馀存皆动摇，尽落应始止。忆初落一时，但念豁可耻。

及至落二三，始忧衰即死。每一将落时，懔懔恒在已。

叉牙妨食物，颠倒怯漱水。终焉舍我落，意与崩山比。

今来落既熟，见落空相似。馀存二十馀，次第知落矣。
倘常岁落一，自足支两纪。如其落并空，与渐亦同指。
人言齿之落，寿命理难恃。我言生有涯，长短俱死尔。
人言齿之豁，左右惊谛视。我言庄周云，木雁各有喜。
语讹默固好，嚼废软还美。因歌遂成诗，持用诧妻子。

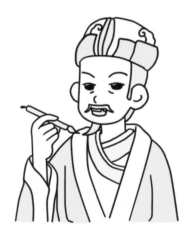

有诗王之称的白居易也有一篇《齿落辞》，感叹身体老去、
年华易逝的苍凉：

嗟嗟乎双齿，自吾有之尔，俾尔嚼肉咀蔬，衔杯漱水；
丰吾肤革，滋吾血髓；从幼逮老，勤亦至矣。幸有辅车，
非无龂齶，胡然舍我，一旦双落。齿虽无情，吾岂无情。
老与齿别，齿随涕零。我老日来，尔去不回。

嗟嗟乎双齿，孰谓而来哉，孰谓而去哉？

齿不能言，请以意宣。

为口中之物，忽乎六十馀年。昔君之壮也，血刚齿坚；

今君之老矣，血衰齿寒。辅车龃龉，日削月朘。

上参差而下魍魉，曾何足以少安。嘻，君其听哉：

女长辞姥，臣老辞主。发衰辞头，叶枯辞树。物无细大，

功成者去。君何嗟嗟，独不闻诸道经：我身非我有也，

盖天地之委形；君何嗟嗟，又不闻诸佛说：是身如浮云，

须臾变灭。由是而言，君何有焉？所宜委百骸而顺万化，

胡为乎嗟嗟于一牙一齿之间。

吾应曰：吾过矣，尔之言然。

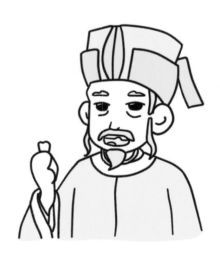

两位大文豪写此作之时都是 60 岁上下，都到了为牙齿担忧的时候。

姜戎的《狼图腾》里有一段对小狼牙齿的描写，当小狼咬伤陈阵后，陈阵想到了牙医磨牙的办法，用鹰嘴钳把小狼锋利的狼牙掰掉了一节。但后来陈阵十分后悔，因为在与草原狼的不断战斗中，他认识到了锋利的狼牙是小狼的生命力之源，失去狼牙就意味着失去了做狼的尊严。

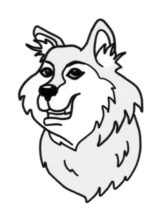

在动物界中，无论是凶猛的狮、虎、豹、狼，还是相对温顺的大象、犀牛、羚羊、长颈鹿，一旦牙齿受伤或磨损殆尽，便不能用犬牙咬断猎物的喉管而后撕扯下皮肉，也不能用切齿咬断树叶、青草后再用磨齿嚼碎放入胃囊，它们的生命也便因此走到了尽头，只能离群索居等待饥饿吞噬生命。

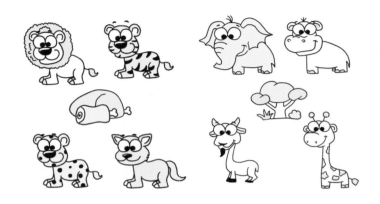

无论是人的牙齿，还是动物的牙齿，都面临损耗的问题，这其中有正常的牙齿磨损，也有各种口腔疾病导致的牙齿过早缺失。

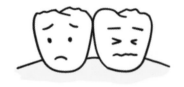

俗话说：牙不好，疾病满身跑。电视里也有个特别喜庆的广告语：牙好胃口就好，身体倍儿棒，吃嘛嘛香。"老掉牙"的说法，更是把衰老和牙齿联系在了一起。牙齿健康与全身健康有着紧密的关系，不仅关系到吃得香不香，更决定了能不能长寿。

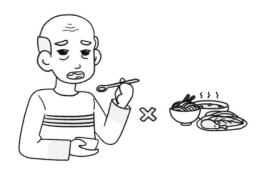

举几个例子吧。

——癌症：美国科学家研究发现，牙龈疾病是头部肿瘤增加的重要原因。日本名古屋大学的研究人员发现，牙齿脱落比率高的人，食道癌发病率增加 136%，头颈癌增加 68%，肺癌增加 54%。

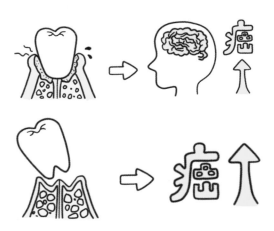

——抑郁。澳洲研究人员发现，牙齿与抑郁症存在关联，61%的抑郁症患者在过去1年中牙齿有过不适感，57.4%的患者认为自己牙齿健康状况不好。

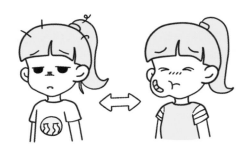

——糖尿病。糖尿病和牙周炎存在双向关系，两者发病存在共同危险因素且互为高危因素。血糖控制不良的患者，其牙周组织的炎症较重，龈缘红肿呈肉芽状增生，易出血和发生牙周脓肿，牙槽骨破坏迅速，导致深的牙周袋和明显的牙齿松动。

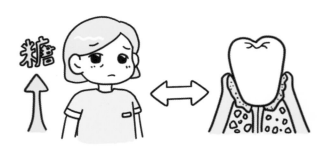

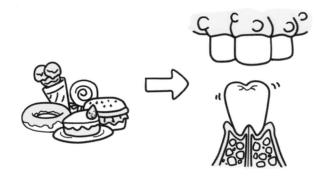

——心脏病。英国国民保健署和利兹大学的研究发现，年轻时有过掉牙史的人，患心脏病的风险比没有掉牙史的人高 35%。

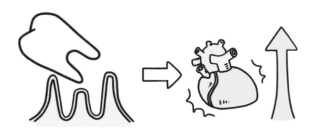

日本学者也发现，牙周炎产生的毒素侵入血液后会引起血小板凝固，严重者形成动脉血栓，引起急性心肌梗死。

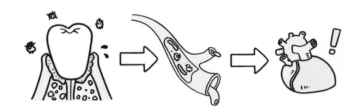

——胃病。牙齿咀嚼能力下降，会加重胃肠负担，影响胃肠消化液分泌，可能引发胃痛、腹胀、恶心、消化不良、便秘等症状。

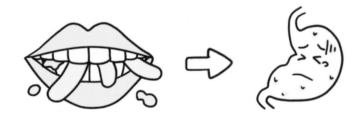

——记忆力减退。美国北卡罗来纳大学研究发现，牙齿数量越少、牙龈问题越严重，记忆力、思维能力的得分就越低。牙缺失会加剧记忆衰退，易导致阿尔茨海默病及脑卒中，与拥有 20 颗以上牙齿的老人相比，缺牙老人患阿尔茨海默病的风险高 1.9 倍，脑卒中风险高 57%；牙齿几乎掉光的老人患阿尔茨海默病的风险高 2.5 倍，脑卒中风险高 74%。

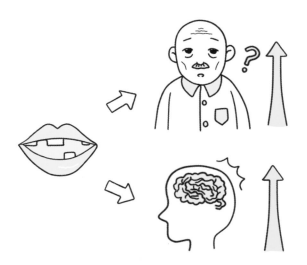

一个人每天吃饭，需要进行数万次的咀嚼运动，牙齿有很多神经与大脑相连，把感觉传递到大脑，咀嚼时就仿佛是在为大脑做保健运动。

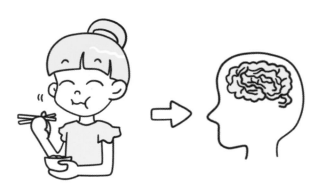

因此，世界卫生组织提出了著名的牙齿健康"8020"准则，即 80 岁的老人拥有 20 颗功能牙，所谓功能牙就是能够正常咀嚼食物，而且不松动的牙齿。大家可以看看爸爸妈妈、爷爷奶奶是不是能达到这个标准哦！

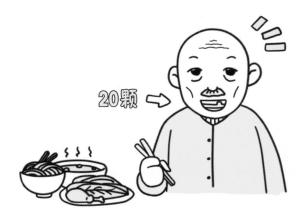

牙齿衰老的问题

现在中国人的预期寿命已经达到 75 岁，北上广深等一些大城市已经超过了 80 岁。全国还有 100 多个长寿村，比如广西巴马、广东三水、湖南麻阳等，更是能在街头轻松地碰到百岁老人。牙齿健康对老年人来说十分重要，牙齿的健康是老年人安享幸福的基本前提。特别是我们已经提前迎来了老龄化社会，让爷爷奶奶、爸爸妈妈们都有一副好牙口，是我们孝心子女回报老人的一种特殊方式。

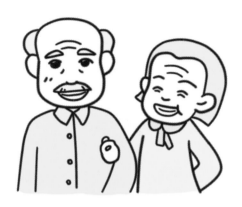

现在总结一下老年人常见的牙齿问题吧。

——牙齿缺失。我们俗称的"缺牙"学名为"牙列缺损"，就是虽然掉牙了，但是还没掉光，口内还有自己的天然牙。如果一排牙齿上或下都掉光了，则称为"牙列缺失"。还记得本山大叔刚刚出道时演的小品《小草》吗？他扮演老年女性的最大成功之处就是传神地表现了那张"瘪嘴"。老年人"瘪嘴"的罪魁祸首就是牙齿缺失。

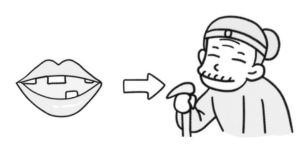

造成老年人牙齿缺失的原因多种多样，最大的因素要归于无情的岁月和光阴，这其中包含了众多导致牙齿缺失的意外，比如激烈的篮球赛、不小心摔一跤等，牙周炎、牙髓炎的侵蚀也难以让牙齿饱经风霜后独立寒秋。

有统计显示，65岁以上老年人中，90%以上有不同程度的牙齿缺失，其中全口无牙者约占20%。

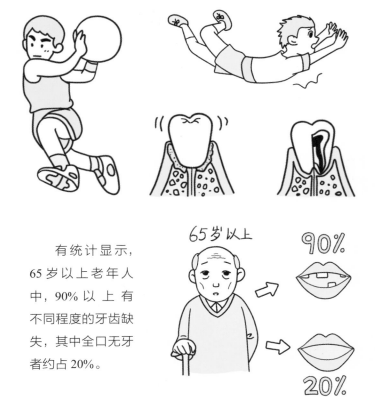

　　牙齿缺失的后果是多方面的，尤其给老年人的生活质量带来极大的负面影响，"瘪嘴"的面形改变只是其中之一，咀嚼质量下降引起营养不良，发音不清引发的沟通障碍，缺失牙齿两侧的牙齿发生移动导致的咬合关系变化等，都会使老年人的躯体愈发衰老。

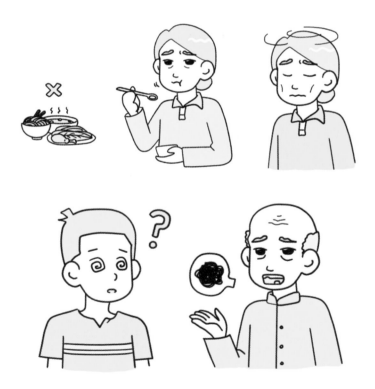

——牙齿松动。牙齿松动是老年人经常出现的口腔问题，除了受外力撞击引起外，牙周病导致的牙龈萎缩、牙槽骨吸收、牙根暴露是造成牙齿松动的主要原因。

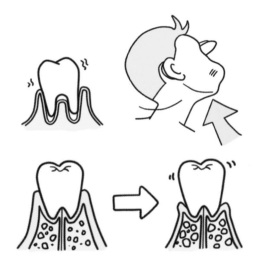

很多时候，牙齿松动是牙齿脱落的先兆，必须引起高度重视。

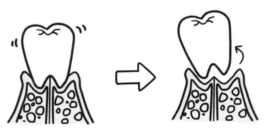

有调查显示，我国 65～74 岁老年人的牙周健康率仅为 14.1%。

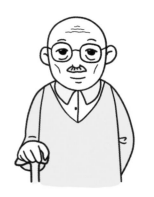

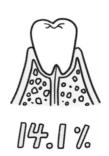

——牙齿磨损。虽然牙齿很坚硬，但是如同水滴石穿、绳锯木断一样，牙齿长期使用特别是不正确使用，比如长期用一侧咀嚼食物、经常吃坚果等坚硬食物等，都会产生牙齿磨损现象，磨损的位置常见于咬合面。

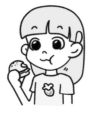

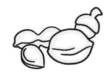

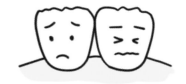

有学者研究认为正常的牙齿磨损量为每年 20～38 微米，像丘陵一样起起伏伏的尖嵴窝沟可能会被磨平。牙齿磨损的可能后果包括牙本质敏感和牙髓暴露。

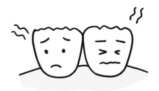

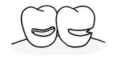

——楔状缺损。牙齿颈部的 V 状缺口，因形状与木匠用的楔子相似而得名。

主要成因包括长期使用质地较硬的牙刷横向刷牙，长期的咀嚼力使牙体组织疲劳导致应力集中区出现破坏，严重的缺损可能引发牙本质敏感或出现牙齿折断。

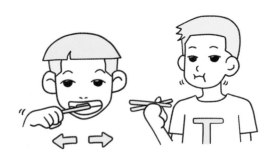

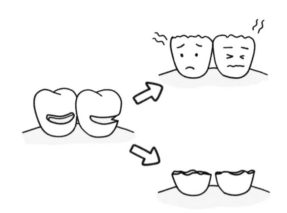

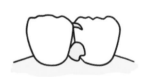

——食物嵌塞。俗名就是大家常说的"塞牙"，老年人的慢性牙周炎，牙龈退缩后，牙和牙之间出现三角间隙，一些食物残渣很容易进入到牙缝之间。此外，老年人牙槽骨吸收量比较大、牙齿松动或牙根外露的现象比较明显，牙与牙之间的间隙变大，也更容易"塞牙"了。

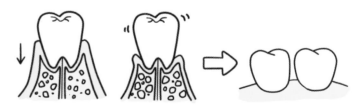

"塞牙"是老年人牙齿走上恶性循环之路的"暗黑"推手，加剧了牙齿龋坏的风险，一些老人出现的口臭现象也与食物嵌塞直接相关。

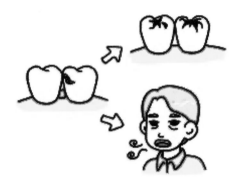

——残根残冠。残根残冠与牙齿缺失有类似之处，不可小视。出现残根残冠的原因主要是长期龋齿、楔状缺损以及牙裂、牙折等未得到有效控制和治疗。一旦形成了残根残冠，牙齿的髓腔、根管暴露于有菌环境中，可能引发根尖周炎。

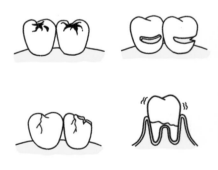

更为严重的是，如果残根残冠继续发展，不断刺激黏膜，可能进一步恶变诱发口腔癌。

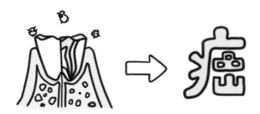

延缓牙齿衰弱

身体倍儿棒，吃嘛嘛香！这对老年人们来说并不是梦想。关注与你一生相伴的牙齿们，认真呵护它们，每个人都可以实现"8020"的牙齿健康夕阳红。老年人如何保持牙齿健康呢？

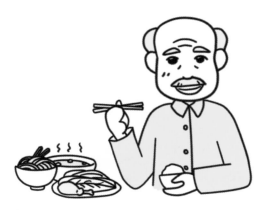

——定期检查。俗话说：千里之堤，毁于蚁穴。老年人的牙齿问题也常常是由一些小问题逐渐积累而来的，特别是爷爷奶奶们怕麻烦、怕花钱的心态，很可能到了迫不得已的时候才会到医院求助牙医。

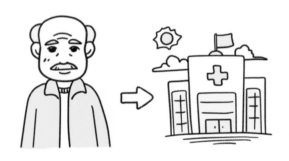

老年人出现牙体缺损时，应及时修补，尽早佩戴假牙或种植牙。

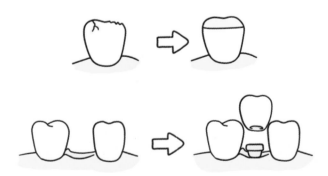

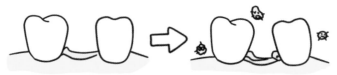

　　因缺牙后两侧的牙齿失去支撑力，就会慢慢向缺口方向倾斜，不但会出现"瘪嘴"的衰老面形，而且会使牙间隙增宽而易嵌入食物残渣，窝藏细菌，损害牙齿及牙龈，使老年人陷入牙齿变坏的恶性循环。

　　——保持口腔卫生。随着年龄的增长，人体新陈代谢和抵御病毒细菌的能力不断下降，反映在口腔方面，细菌的滋生速度更快，损坏牙齿的进程也有所加速。这个时候保持好口腔卫生环境就显得尤为重要。

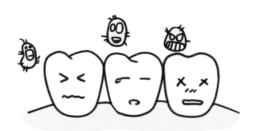

这里还是要说一些不得不说的老生常谈，老年人保持口腔卫生，第一位的还是要刷好牙，为预防牙病发生，要养成每天早晚刷牙，饭后漱口的良好习惯，对于享受夕阳红的牙齿们来说，刷牙不仅可以清除口腔内的食物残渣和牙菌斑，而且还有按摩牙龈，促进牙周血液循环的作用。

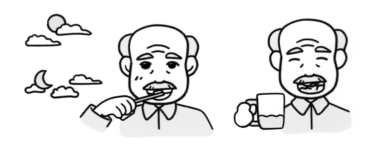

此外，牙刷和牙膏的选择也有讲究。老年人用的牙刷，刷毛不能太硬，避免磨损牙釉质造成楔状缺损，比如小朋友们常用的小头软毛的儿童牙刷就是不错的选择。

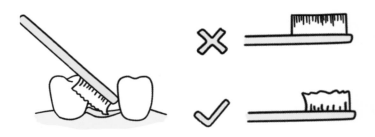

牙膏应尽量选择含氟牙膏，预防蛀牙的发生，牙齿敏感的老年人可以选用脱敏牙膏。要注意尽量不使用具有增白功能的牙膏，增白牙膏会对老年人的牙本质产生影响，造成牙齿过敏。

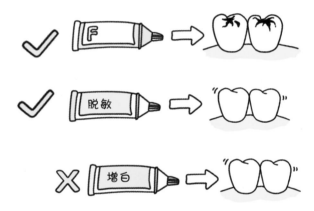

——注意饮食。平日里与牙齿接触最多的就是各种各样的食物了。对于老年人来说，保护牙齿也自然离不开对食物的精挑细选。要尽量少吃过硬的食物，硬度大的食物"费牙"，不仅可能对牙冠产生影响，而且会给牙根造成压力，导致牙齿松动现象。

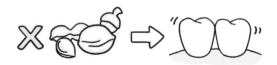

老年人在日常生活中应多吃粗粮，粗粮能很好地锻炼牙齿，提高牙齿咀嚼食物的力量，又不至于过分磨损牙齿。此外，老年人还要多吃蔬菜水果，既达到清洁牙齿的目的，也能为牙周提供营养。

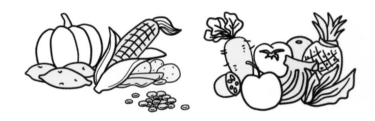

假牙的故事

最后谈一个老年人都十分关心的问题——假牙。几乎 80% 的老年人都面临牙齿缺失的问题，佩戴假牙的比例也相应较高。

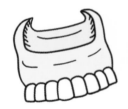

口腔流行病学调查发现，我国 65～74 岁老年人牙齿缺失（除第三磨牙以外）的比例为 86.1%，但义齿修复率仅为42.0%。

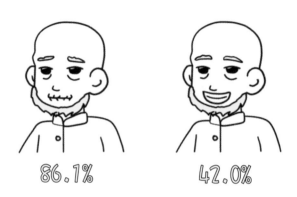

86.1%　　　42.0%

那么究竟如何选择一副适合自己的假牙呢？这里，假牙是个笼统的说法，包括了活动义齿、固定义齿，就是传统意义上的"假牙"，也包括了种植义齿等新的牙齿修复技术。

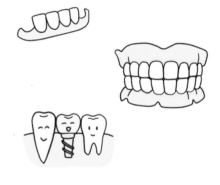

先说说历史最悠久，也是最常见的活动义齿。什么是活动义齿？想想电影里爷爷奶奶们泡在床头柜上杯子里的假牙吧，对小朋友们来说还有点恐怖，那就是活动义齿。

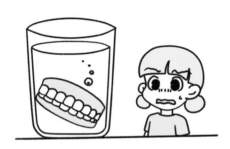

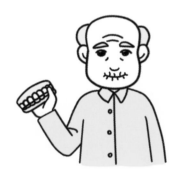

所谓"活动"，顾名思义就是可以从嘴里摘下来。活动义齿主要是利用口腔内剩余的天然牙、基托下的黏膜和骨组织作为支持，依靠义齿的固位体和基托来固位，用人工牙恢复缺失牙的形态和功能，患者可以自行摘戴的修复体。

活动义齿的优势体现在适用性广和经济性强两大特点上，基本所有的老年缺牙问题都可以通过佩戴活动义齿恢复部分功能。而且活动义齿制作简便、便于修理，即使坏了，再做一副也不难。

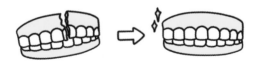

但活动义齿也有难以克服的缺点，比如异物感强烈，影响正常发音，引起恶心，咀嚼效果差，造成固位牙齿损伤、黏膜溃疡等。

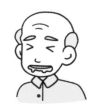
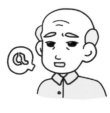
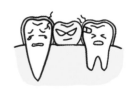
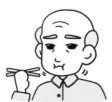

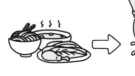

特别是活动义齿的打理比较花时间和精力，每天进食后需要取出义齿用水冲洗干净，晚上睡觉前要将义齿取出用牙刷刷洗干净后浸泡于冷水中等，保养的程序比较烦琐。

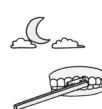
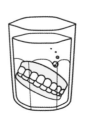

固定义齿就是民间常常说的"镶了死牙"。它虽然没有活动义齿那么广的适用范围，但在使用的舒适性上要明显高出一筹，异物感、压迫感，以及对进食、发音的影响都很小，更接近于真正的牙齿。固定义齿靠粘结剂或固定装置与缺牙两侧预备好的基牙或者种植体连在一起，达到恢复缺失牙形态与功能的目的。固定义齿对于缺失牙的数量有限制，最适合修复一个或两个缺失牙，如果缺失牙在两个以上，中间则需要有其他天然牙作为基牙来增加支撑。

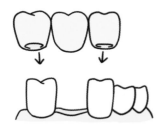

固定义齿也有明显的缺点，比如佩戴时需要磨除间隙两侧的正常牙齿较多，有的甚至需要"杀神经"。

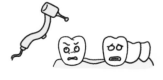

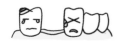

多颗牙连在一起时，一旦一颗牙出现问题可能导致需要拆除整个固定义齿来进行修理。

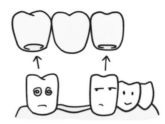

而且，固定义齿可能增加邻近两个基牙的负担，导致牙齿磨损过快或牙髓牙周疾病等问题。

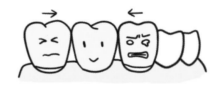

最后来说说种植义齿，它比固定义齿更接近真实的牙齿，不但好用，而且十分美观，缺点在于治疗周期长、治疗费用高。

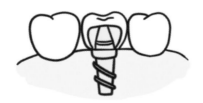
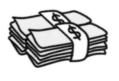

种植义齿应先在口腔缺牙区的牙槽骨内植入种植体，待种植体成活后，在其上端制作修复体。

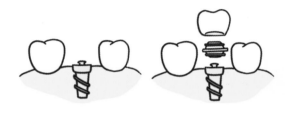

世间万物，没有十全十美，种植义齿也是如此。与活动义齿和固定义齿相比，种植义齿需要进行门诊手术植入植体。当走进种植科诊室时，大家都会有一种进了手术室的感觉。所以，种植义齿也有了更多的禁忌证，并不适用于所有人。比如全身健康状况不良者、夜磨牙、口腔黏膜病、口干综合征患者等，都不太适合做种植义齿。

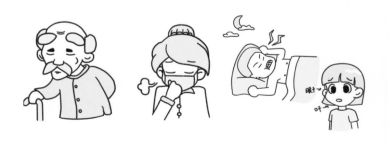

需要特别说明的是，通过义齿来增添夕阳红的办法，并不像文字说说那么简单，必须针对每个患者的口内情况来进行细致深入的评估，有些时候还需要几种义齿混用，是一门很大的学问。

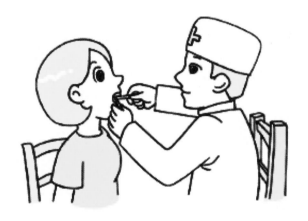

总而言之，无论采取什么样的义齿修复技术，最终要达到的目的只有两个，一是功能，二是美观。用一句话归纳，就是"吃嘛嘛香，看哪哪美"！

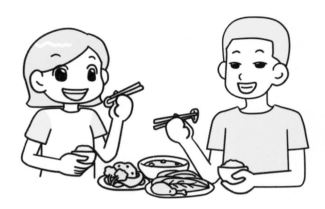

扭 8 圈
牙医姐姐的小·纸条

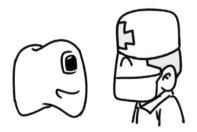

为牙齿保驾护航的责任，责无旁贷地落到了牙医身上。牙齿是人体最容易出问题的器官。为什么？因为牙齿太多了。从概率的角度看，32 颗牙齿发生问题的可能性要远远高于 10 个手指、2 只眼睛、1 颗心脏。

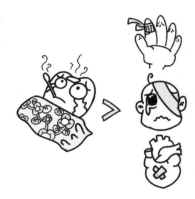

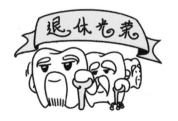

如果加上 20 颗乳牙，一个人一生有 52 颗牙齿，个个都健康无比地干到退休，几乎是不可能完成的任务。

在牙齿光辉而伟大的一生中，最好与牙医见上那么几面。

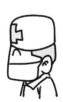

世界牙医小史

俗话说："牙疼不是病，疼起来真要命"。古印度有首诗歌："挖空山洞吧，让牙齿的疼痛平息；掘断山脉吧，让牙齿的怒火平息。"

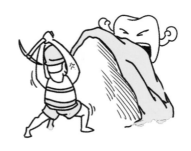

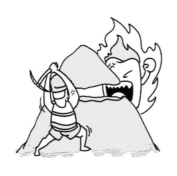

可见，牙痛起来，确实是地动山摇。这个时候，牙医就是牙齿的大救星。我可以负责任地告诉大家，找一位好的牙医是件多么严肃的事情，靠谱的牙医不仅让牙齿过得舒舒服服，有些时候甚至可以拯救你的生命。

讲几个和牙痛有关的小故事吧。

有"太阳王"之称的法国国王路易十四特别喜欢吃甜食，龋齿非常严重，导致左侧的颌骨凹处烂了一个大洞。据说他的牙医杜布瓦用一根加热过的又粗又长又硬的金属棒对"太阳王"的口腔进行了 14 次灼烧手术，虽然治好了溃烂，但治疗时"太阳王"几乎是痛不欲生。

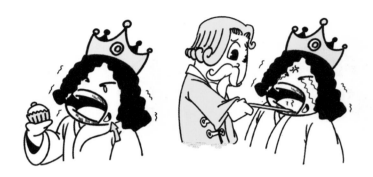

美国的开国总统华盛顿，做了两届总统后回到自己在华盛顿特区旁边的弗农山园养老。其中一个原因——华盛顿老总统的牙不怎么好。据说，华盛顿从 24 岁开始就和自己的坏牙做斗争，到 40、50 岁时患有严重的牙周病，满口只剩下一颗牙，嘴已经瘪下来很影响形象。不得已，华盛顿总统的演讲总是那么言简意赅，不是因为不愿意多讲，而是牙齿不舒服讲不了太多。

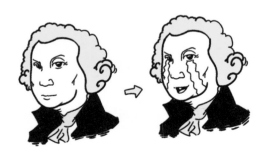

为了美利坚大国的尊严，华盛顿找来了当地著名的牙医格林伍德，做了一副当时最时髦的河马牙托假牙，并刻上了"这是伟大的华盛顿的牙齿"的铭文。伟大的美国国父，就带着这样一副让他拥有"类人猿般怪异的下巴和唇线"的假牙，在风雪中巡视弗农山园，最后罹患伤寒去世。

再说说军阀混战时的枭雄吴佩孚。作为直系军阀首领曹锟手下的第一干将，在20世纪20、30年代的中国近代史中地位举足轻重。北伐后，吴佩孚势力衰落，四处流亡，最后落脚北京。1939年冬天，吴佩孚在家里吃羊肉馅饺子，牙被骨头屑硌了一下，之后便开始发炎，请日本医生拔掉后，脸越肿越厉害。据吴佩孚家人回忆，天津卫大汉奸齐燮元带来日军牙医准备给吴佩孚手术，"日医用手术刀在浮肿的右腮下气管与静脉的部位一刀割下，血流如注，先祖父顿时气绝"。虽然野史中盛传日本人是故意毒死吴佩孚，但从语焉不详的

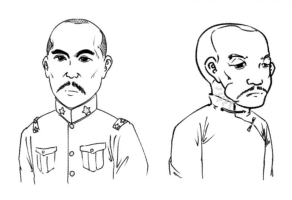

症状上看，吴佩孚当时很可能是出现了间隙感染，甚至已经发展到了严重的脓性颌下炎。当时，日本牙医估计是希望切开脓肿引流，但在当时的医疗条件下，很可能引发了大出血，加之吴佩孚长期生病身体虚弱，最终一命呜呼。

古人们很早就意识到了口腔保健的重要性，牙医也随之成了一个古老而神圣的工作。考古发现不断刷新牙医的历史。在意大利东北部古人类聚居遗址的发掘中，发现了一位生活在 1.4 万年前的古人类牙齿上有龋齿治疗的痕迹。

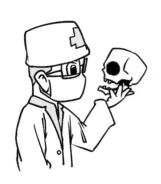

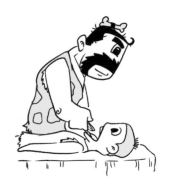

科学家们相信，这些痕迹表明古人试图将一小块龋坏的牙体组织去除，以减轻牙痛的困扰。他们还认为，龋齿发生率的提高，加上旧石器时代后期工具磨制技术的进步，创造了非常好的社会条件，能够从原本就有的使用木质或石质牙签清除牙缝内残留食物做法的基础上，逐渐演化出一种原始的，使用微型石质工具进行简单龋齿治疗的方法。

考古学家在古埃及、古希腊、古罗马发现的早期口腔治疗技巧，比如用钻头处理龋坏，再用蜂蜡等物质填补缺失牙齿的做法，很可能就是从旧石器时代原始的摩擦去除龋坏做法基础上发展而来的。

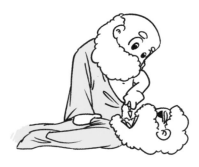
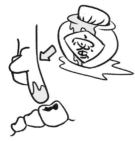

在苏美尔人文献中，首次出现了牙虫一词，并认为牙虫是导致牙齿疼痛的祸根。

中国隋代医书《诸病源候总论》中记述："虫食于齿，则根有孔，虫于其间，又传受余齿，亦痛掣难忍。"李时珍在《本草纲目》中专门提出对付牙虫的办法："用天仙子一撮，入小口瓶内烧烟，竹筒引烟

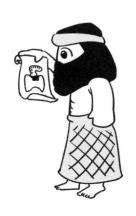

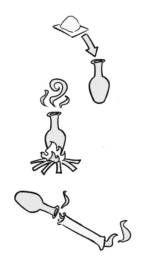

入虫孔内，熏之即死，永不发。"甚至还有医书记述，四川一位"神医"用"青竹煮水"，牙病患者漱口后，"牙虫纷纷而落地，四散而逃"。是不是有点夸张？

直到 14 世纪，教皇御用医生、法国人肖利亚克还坚定地认为，牙虫是各种牙齿问题的源头。

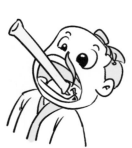

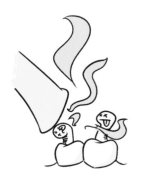

埃及人 Hesy-Re（该怎么翻译呢？实在说不好），他是乔塞尔法老的宫廷医生。在他的墓志铭上写道："处理牙齿问题的众人中最伟大的一位，同时还是物理学家。"公元前 1500年前后，古埃及七卷本医学典籍《埃伯斯纸草书》专门有一卷关于牙科，详细说明了蛀虫如何钻入牙齿并引起牙痛。同时期的《艾德温·史密斯纸草文稿》提出了下颌骨脱位的复位方法，手法与今天几乎如出一辙。

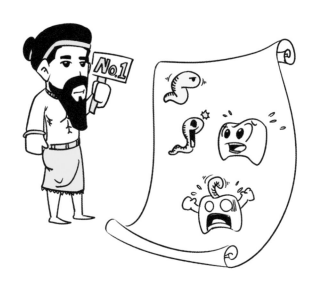

古希腊人在牙科治疗上也并不落后。作为"医学之父"的希波克拉底也很重视牙齿。他是最早注意到牙齿和颞下颌关节结构关系的人，他在书中写道，在那些脸长的人中，有的颈部厚实，肢体骨骼强壮；有的牙弓狭窄，牙齿排列不规则，一个压着一个，这些人受到头痛和耳漏的困扰。我猜"头痛和耳漏的困扰"可能说的就是现在口腔关节科的常见病：颞下颌关节紊乱综合征。

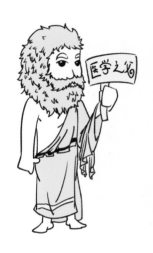

如果我说大哲学家亚里士多德也是口腔专家的话，大家肯定不太相信。亚里士多德的《工具论》《形而上学》《政治学》流传至今，他那句"人天生是政治动物"从初中开始就不断出现在各种试卷中。我们不那么熟悉的，恰恰是他讨论的那些真正的"动物"。亚里士多德对生物的研究可以说是著作等身，他留下了《论动物生成》《动物之构造》《动物之运动》《动物之行进》《动物之生殖》等生物研究著作，他对500多种不同的植物、动物进行了分类，至少对50多种动物进行了解剖研究，指出鲸是胎生的，还考察了小鸡胚胎的发育过程。亚里士多德对牙齿的最有名论述是，男人的牙齿比女人多，雄性的猪和羊也是如此。这个论断后来成了英国大思想家罗素批评亚里士多德标榜"观察重于推理"的证据，还笑称老亚结过两次婚却没扒开媳妇的嘴巴数数到底有多少颗牙齿。

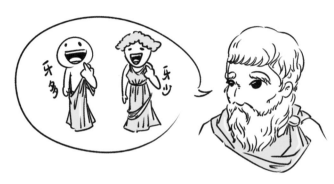

　　还有一位比较牛的古代牙医专家塞尔苏斯，他写了一部无所不包的百科全书，但最后流传下来的只有《论医学》这一部分，分为 8 卷，分别是医学史、病理学、疾病、身体结构、药理、外科和整形。很多人对塞尔苏斯的成就惊叹不已，认为他是最有历史贡献的全科医生，但也有人质疑，老塞怎么可能掌握如此多的医药知识，他估计是像西塞罗一样的百科全书式人物，专门汇集各方面知识罢了。但不管怎样，塞尔苏斯对后世了解西方古代医学进展提供了最全面的

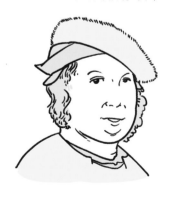

资料。甚至文艺复兴时期的一个医生，为了引起人们的注意，给自己取了名字叫帕拉塞尔苏斯，意思是"比塞尔苏斯更厉害"，因为在当时人们的心目中，塞尔苏斯是最优秀的医生。

塞氏提到了很多口腔治疗方法。比如，书中记述了一例整形手术，很有可能是唇裂修补术，首先在缺口两侧切开长方形的切口，然后将两侧的皮肤合拢缝合，之后为了减少伤口周围皮肤的张力，在伤口不远处切两个半月形的口子，避免皮肤挤压造成的畸形，半月小口会形成溃疡，然后会长出新的皮肤，手术后病人要吃流质食物，避免牵动伤口。又比如，当儿童的恒牙萌出时，如果之前的乳牙尚未脱落，恒牙容易排列不齐，那么应该拔除乳牙，然后不断用手指把萌出的恒牙按向生长的正确方向，直到恒牙长到正确的位置。

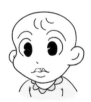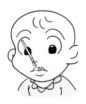

在一具公元前 2000 多年前的木乃伊身上，考古学家发现了金牙套，两个下前牙打孔后用金丝固定在两侧的牙齿上。当然，为什么这么做，考古学家们还有分歧。有些人认为这是古埃及人去世后，人们为了补上逝者缺失的牙齿而做的入殓前工作，不具备口腔治疗上的意义。持这一观点的考古学家，很可能是受了古罗马伊特拉斯坎文明的启发，那时一些贵族妇女去世后，会在口腔内安装金牙套，避免牙齿脱落影响入殓美观。但也有人认为，木乃伊的金牙套就是给活人做的一个固定桥，固定的前牙可能是本人的，也可能是从其他人那里移植过来的。但不管怎样，从现代口腔医学角度看，这具木乃伊的金牙套至少在正畸、修复和种植上都有历史启示意义。

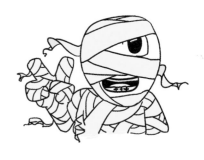

　　大约在此 1000 多年后，也就是公元前 1000 年左右，在一具葬在埃及的罗马人遗骸上，也发现了金牙套，更有趣的是，这些金属牙套是用风干的羊肠连接起来的，那时候羊肠已经作为外科手术的缝合线广泛开始使用。

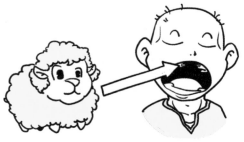

中国牙医小史

中国作为文明古国，在牙医的历史上也丝毫不落后。说起中国第一位称得上牙医的人，名字绝对是如雷贯耳，他就是扁鹊。《史记·扁鹊仓公列传》中记载，"齐中大夫病龋齿，臣意灸其左大阳明脉，即为苦参汤，日嗽三升，出入五六日，病已。得之风，及卧开口，食而不嗽"。扁鹊发明"龋齿"这个名词后，一直沿用至今。

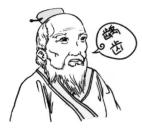

在中国古代口腔医学领域，有"四大发现"和"八大发明"之说，足见华夏医学先驱们的杰出贡献。现在就让我们搬出这"四大发现"和"八大发明"吧。

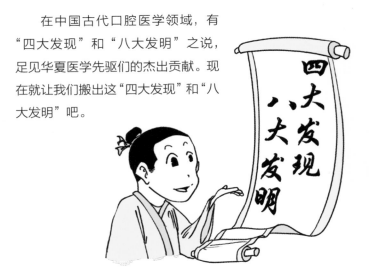

　　发现之一：牙齿萌出时间。《黄帝内经》给出了青少年和成人牙齿萌出的时间，女孩子 7 岁左右换牙，男孩子 8 岁左右换牙，智齿萌出女孩子为 21 岁、男孩子为 24 岁，这与现在口腔医学的认识虽然有些许不同，但基本上是一致的。

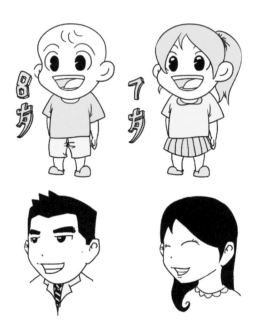

　　发现之二：龋齿。发现人就是刚刚提到的扁鹊。他给出的先针灸，后含漱口剂的方法有一定效果，而且解释了"食而不漱"是龋齿的根本原因。

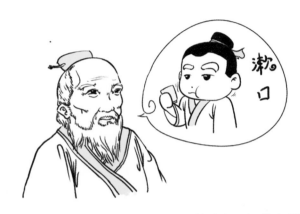

发现之三：眼－口－生殖器三联综合征。汉代名医张仲景在《金匮要略》描述了一种"狐惑病"，具体表现为"狐惑之为病，状如伤寒，默默欲眠，目不得闭，卧起不安，蚀于喉为惑，蚀于阴为狐，不欲饮食，恶闻食臭，其面目乍赤、乍黑、乍白、蚀于上部则声嘎，甘草泻心汤主之"，就是口、眼、肛门（或外阴）溃烂，并有神志不清的现象，这与现代的眼－口－生殖器综合征（又称"白塞综合征"）十分相似。

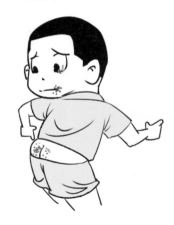

发现之四：氟斑牙。三国学者嵇康在《养生论》中记载："齿居晋而黄。"这个晋大概就是现在的山西北部，现实中这里饮用水的含氟量明显偏高，所以人们有患氟斑牙的现象。

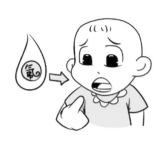

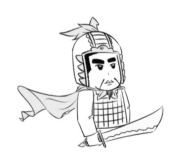

发明之一：唇裂手术。《晋书·魏咏之传》记载："魏咏之，生而缺唇……医曰：可割而补之，但需百日进粥，不得笑语。"这位魏咏之是东晋著名武将，官至荆州刺史。这个记载是中国历史上最早的唇裂治疗手术。

发明之二：牙髓失活剂。张仲景在《金匮要略》中最早记录用雄黄杀死牙髓的方法，而雄黄主含二硫化二砷，而美国用砷剂灭活牙髓比中国晚了1500多年。

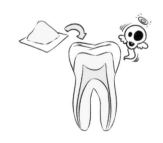

发明之三：牙签。考古学家曾发掘到汉朝末期用金子打成的牙签，宋诗里还有"食肉先寻剔牙签"的句子，李时珍酒足饭饱后也不时发发感慨"柳枝去风消肿止痛，其嫩枝削为牙杖，剔齿甚妙"。

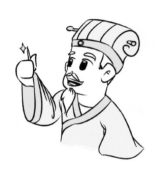

发明之四：牙齿充填材料。唐代的苏恭在《新修本草》中记载："用白锡和银箔及水银合成之，凝硬如银，填补牙齿脱落。"宋代的唐慎微和明代李时珍将汞合金称为"汞膏"，这和近代用银汞填补牙齿的材料十分相似。

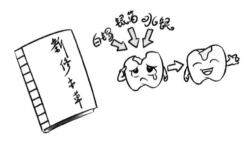

发明之五：牙周洁治。唐代的《外台秘要》这么描述牙石"附齿，有黄色物，如烂骨状，名曰食床，凡疗齿看有此物，先以钳刀略去之，然后依方用药"，用钳刀，这和今天牙周的手工洁治器是不是异曲同工呢？

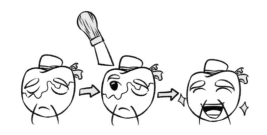

发明之六：牙粉。还是唐代的《外台秘要》，给出了牙粉的详细配方"升麻、白芷、药本、细辛、沉香、寒水石，研右六味。捣筛为散，每朝杨枝咬头软，点取药揩齿，香而光洁"。听听人家的香而光洁，是不是比今天电视里"口气清新"的广告语要高雅不少哦。

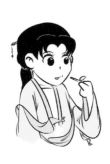

发明之七：牙刷。牙刷是中国人发明的！没错！更确切地说是植毛牙刷。前面说牙粉时，要把杨枝的头咬软作为牙刷清洁牙齿，人们后来发现如果给杨枝植上细毛，清洁的效果会更好。当然，也有人说，植毛牙刷之所以出在中国，是因为受到了毛笔的启发。不过，在很多辽金的墓葬中，考古学家都发现了植毛牙刷的踪迹。1953年在内蒙古赤峰出土的辽国驸马墓中发现了两把骨制牙刷柄，虽然已经没有毛了，但制作方法和今天的牙刷十分相似。

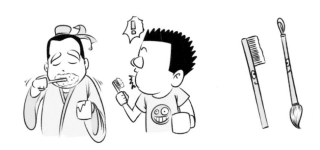

发明之八：假牙。诗人陆放翁在《岁晚幽兴》诗中有云："染须种齿笑人痴。"同是北宋的楼钥也说："陈生术妙天下，凡齿之有疾者，易之以新，才一举手，使人终身保编贝之美。"这种"易之以新"很可能就是人造义齿了。有历史典籍记载，义齿的材料有竹片、象牙等。义齿的发明与古埃及的牙齿移植不同，中国用的是替代材料，而古埃及主要还是用人体脱落的牙齿。

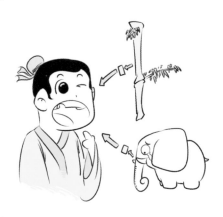

屠呦呦研究员获得诺贝尔医学或生理学奖，实在让国人扬眉吐气。说起屠呦呦和她的青蒿素，实际上和口腔医学还有那么一丁点儿的关系。关系在哪呢？就在东晋的葛洪身上，葛洪在《肘后备急方》中记载了治疗疟疾的方法："青蒿一握，水一升渍，绞取汁，尽服之。"在他的另一本更有名的《抱朴子》里面，提到了叩齿健齿法，后来成了道家修身养性的必练之法。当然，叩齿在今天看来，对牙齿健康的作用并不显著，甚至一些牙周病患者，经常叩齿还会加重病情。

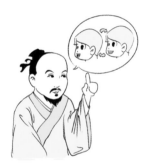
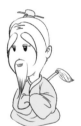

牙医到底看什么

好多牙齿与牙医的初见，都是在泪水和哭号中度过，回忆起来是满满的辛酸。不少人有牙医恐惧症，这是确确实实存在的一种心理疾病。

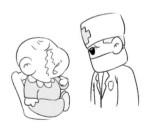

据多年的经验，有一些患者在口腔治疗前、治疗期间有紧张、焦虑、恐惧，不能控制自己情绪和行为的现象，甚至还会有患者心跳加快、血压异常、出汗、多语、肌肉紧张、面色苍白乃至晕厥。

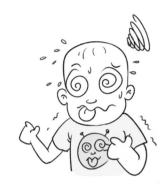

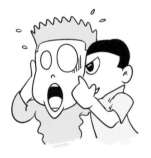

国外有份心理学研究，把牙医恐惧症的诱因归结为 3 点，包括对牙科诊疗本身的恐惧、对痛苦经历的道听途说、儿时痛苦的拔牙手术。

其实，看牙医并没有那么可怕，对患者，他们总是温柔体贴、细致关怀。好了，现在开始牙医就诊指南，不管你有没有牙医恐惧症，看过指南后，再来一场与牙医的亲密接触，一定会是份美妙的体验。

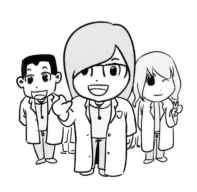

简单地说，牙科治疗的部分包括每个人鼻子以下、脖子以上的部分，这其中不仅包括牙齿，还包括整个口腔，以及口腔周边的颌骨、关节、腺体等。

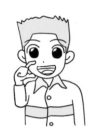

口腔最前面是嘴唇，我们张开的嘴，学名又叫口裂，嘴的两边是颊（俗称腮帮子），最里面上部是腭，下部是舌下区组织。

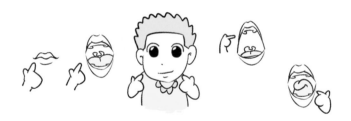

口腔内部由上下牙列、牙龈、牙槽骨，这三个部分包围的空间，前外侧叫作口腔前庭，后内侧叫作固有口腔。

接下来，我们来展示一下口腔疾病大全吧，暂时以首字母的拼音排序。

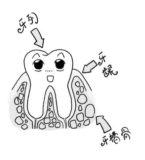

——扁平苔藓。

症状：口腔黏膜出现树枝状或网状的白色细纹，并有时出现白色斑点、斑片或斑块。

病因：与神经精神障碍、病毒感染或自身免疫有关。

治疗：口腔黏膜科就诊，可清除刺激性因素，外用激素类药物或进行全身免疫功能支持。

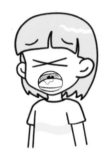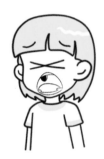

——唇腭裂。

症状：先天性畸形，发病率约千分之一，唇裂表现为上唇部至鼻底部开裂，腭裂表现为硬腭和软腭部的骨质、黏膜或肌层开裂。

病因：唇裂有一定遗传因素，唇腭裂与妊娠期间营养缺乏、内分泌异常、病毒感染也有关系。

治疗：唇腭裂需要接受序列治疗。单侧唇裂在 3～6 个月左右手术为宜，双侧唇裂则略推迟，学龄前和青少年时期根据发育情况做进一步整形；腭裂治疗相对复杂，需口腔颌面外科、口腔正畸科、语音训练科、心理科联合治疗，一般尽可能在 2 岁前完成腭裂修复术。

特别提示：妊娠期预防胎儿发生唇腭裂，要注意补充维生素和钙、铁、磷等矿物质，不可服用抗肿瘤、抗惊厥、组胺类药物，少接触放射线、高剂量微波等。

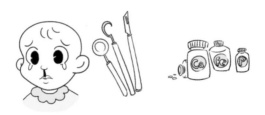

——唇炎。

症状：嘴唇表面脱屑或糜烂结痂。

病因：不明，可能与温度、化学、机械性等长期持续刺激因素有关。

治疗：避免刺激因素，戒除舔咬嘴唇等不良习惯，局部可使用抗生素或激素类软膏消炎。

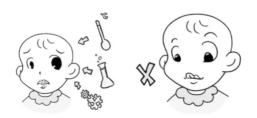

——口角炎。

症状：口角潮红、起疱、皲裂、糜烂、结痂、脱屑，张口出血，吃饭说话受限。

病因：上唇过度重叠于下唇，缺乏核黄素、烟酸、维生素 B6 等，化脓球菌或白色念珠菌等细菌感染也可能引发。

治疗：补充 B 族维生素，清洗口角并涂抹抗生素消炎。

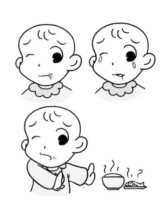

——溃疡。

症状：口腔黏膜的溃疡性损伤，多发于唇内侧、舌头、舌腹、颊黏膜、前庭沟、软腭等部位，局部灼痛明显。

病因：溃疡成因一直是口腔界研究的难题，目前只能说溃疡是多种因素综合作用的结果，包括局部创伤、精神紧张、药物反应、营养不良、激素水平改变、维生素或微量元素缺乏等。

治疗：主要以局部给药消炎为主。

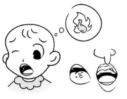

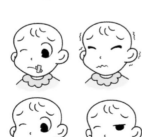

特别提示：经久不愈、深而大块的溃疡，可能是一种癌前病损，适时可做活检。

——龋齿。

症状：牙冠无机质脱矿，表面变色脱落。

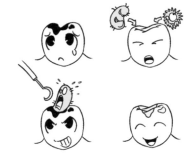

病因：变形链球菌、放线菌属和乳杆菌等附着于牙齿表面，产生酸性物质侵蚀牙体组织。

治疗：去除龋坏部分，用银汞、树脂等填充材料修补缺失的牙体。

——牙髓炎。

症状：牙齿剧烈疼痛，有味道怪怪的炎性渗出物。

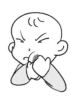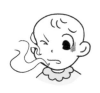

病因：牙髓内细菌感染。

治疗：打开髓腔引流，拔除牙髓，髓腔内清理后填药。

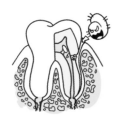

特别提示：牙髓炎就是人们常说的"牙疼不是病，疼起来真要命"，千万不要抱着挺挺就过去的思想，如不

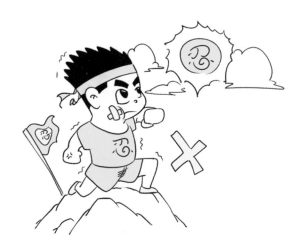

予适当的治疗，牙髓炎可发展为根尖周炎、根尖脓肿甚至颌骨骨髓炎，到时只能拔牙和牙齿说拜拜了。

——牙龈炎。

症状：牙龈出血，红肿，胀痛，继续发展可演变成牙周炎。

病因：菌斑、牙石，消除造成菌斑滞留和局部刺激牙龈的因素。

治疗：去除刺激性因素并注意保持口腔卫生。

特别提示：牙龈炎未能及时治疗，炎症可由牙龈向深层扩散到牙周膜、牙槽骨和牙骨质而发展为牙周炎。

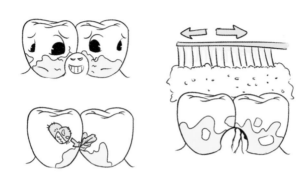

——牙周炎。

症状：牙周支持组织慢性炎症，牙龈肿胀发红，刷牙或进食时牙龈出血。

病因：牙菌斑、牙石、食物嵌塞、不良修复体等刺激性因素，导致牙周组织附着缺失。

治疗：通过洗牙去除刺激性因素，包括龈上洁治或龈下刮治等，如有牙周脓肿等情况可局部切开引流并做消炎处理。

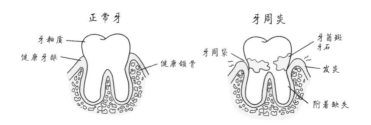

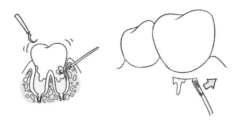

——智齿冠周炎。

症状：第三磨牙牙冠周围软组织肿胀疼痛，有不同程度张口受限或吞咽疼痛，严重者有周身不适、头痛、体温上升、食欲减退等全身症状。

病因：由于现代人牙弓狭窄，智齿萌出不足，周围积存食物碎屑和细菌引发牙周组织发炎。

治疗：生理盐水冲洗，局部抗感染治疗，消炎后考虑拔除。

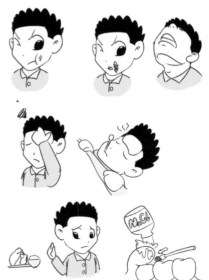

当然，口腔疾病并不仅仅是上面列出来这几种，只不过它们在临床诊疗中比较常见。除此之外，还有很多具体的口腔疾病，比如腺样囊性癌、颞下间隙感染、涎瘘、天疱疮、筛窦炎等近百种。

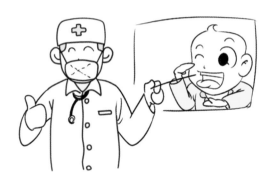

总而言之，如果是鼻子以下、脖子以上有什么不舒服，都可以考虑来口腔医院看看。

口腔医院干什么

大家一定觉得口腔很复杂，口腔疾病也很复杂。俗话说：术业有专攻。根据不同类型的口腔疾病，口腔治疗也属于不同科室，这些科室大多都是口腔医学这个一级学科下的一个二级专业。

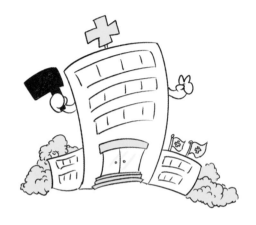

——口腔颌面外科：顾名思义，外科主要是动刀动枪、血肉横飞，进行一些大动作的治疗，包括拔牙、头颈部肿瘤、颌面创伤、唇腭裂、颌骨畸形、涎腺疾病、颌面部缺损重建修复、面部神经疾病、面颈部脉管疾病等。

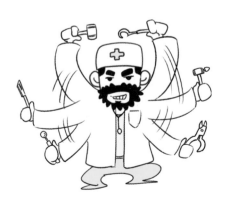

——口腔种植科：通过植入种植体修补缺失的牙齿，舒适度和实用度明显好于活动义齿和固定义齿，但价格也略高。

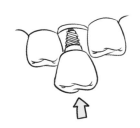

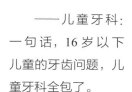

——牙体牙髓科：牙痛患者的首选，主要治疗龋病、牙髓炎、根尖周炎、非龋性牙体组织缺损，比如外伤、楔状缺损、四环素牙、氟斑牙等。

——儿童牙科：一句话，16岁以下儿童的牙齿问题，儿童牙科全包了。

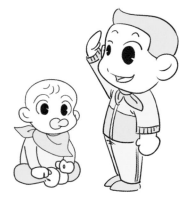

——口腔黏膜科：说实话，黏膜病是种令人烦扰的慢性病，口腔黏膜科主要治疗溃疡、扁平苔藓、干燥综合征等口腔黏膜病。

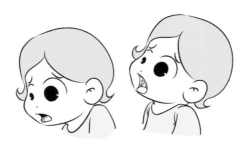

——牙周科：牙周科是美丽"牙花"的保护神，主要治疗牙龈炎、牙周炎、牙周创伤、青少年牙周炎、牙周组织萎缩等，大家熟悉的洗牙，牙周科也是主力。

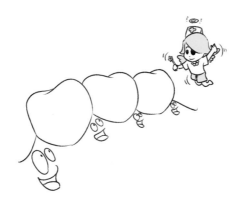

——修复科：修复在口腔治疗中是历史最悠久的，通俗地说就是做各种各样的假牙或修复体，帮助患者恢复功能，这其中有美容修复、全口或局部义齿等。

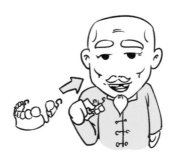

——预防科：最初的职能是提供口腔疾病预防、口腔健康教育和口腔卫生指导，现在工作内容比较综合，是口腔医院经常走出去的科室，开展的工作有儿童口腔疾病和成人的龋病、牙髓病、根尖周病和牙周病诊疗，以及学龄前儿童的口腔预防保健，比如窝沟封闭、局部用氟等。

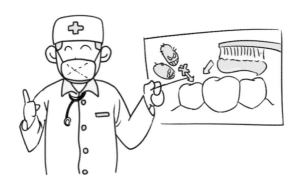

255

——正畸科：笔者就是一位正畸大夫，所以谦虚地把正畸科放在了最后一个。我们主要治疗青少年和成人的各种牙颌畸形，也与颌面外科一起对骨性牙颌畸形进行联合治疗，还有睡眠呼吸暂停综合征也是我们的治疗领域。

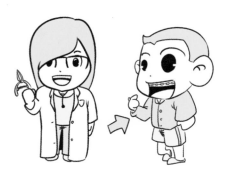

除了口腔专业科室之外，口腔医院和其他综合医院一样，还有许多辅助科室，比如放射科、检验科、麻醉科、药剂科、病案统计科、病理科等。

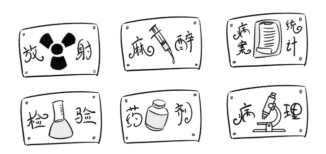

如何挑选医院和牙医

如果大家穿越到 18 世纪的法国，会发现找到一家口腔诊所十分不容易。要是牙痛了，大多要去找理发师、兽医或者打铁匠看看，因为治牙大多只是这些"专业人士"的副业。

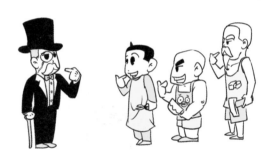

大家都看过理发店门口的三色灯，红蓝白三色不停地旋转。其实三色灯与理发师、医生有着深厚的渊源。西欧曾盛行放血疗法，大多数放血治疗都是在理发店中进行的。三色灯便起源于放血疗法，顶端的黄铜水池用于盛放水蛭，底端的水池用于收集血液，而柱子上的红蓝白色条纹分别象征血液、血管和绷带。在英国，还曾专门成立过理发师、外科医生和牙医联合会。

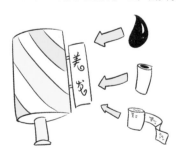

牙医成为独立的职业，也得益于法国人的努力。1728 年，皮埃尔·福查德（Pierre Fauchard）出版了《牙齿外科学》一书，提出了很多比较系统的口腔疾病诊疗方法，他也因此被称为"现代牙科之父"。

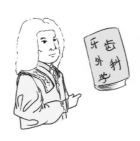

从此之后，牙医开始逐渐成为一个独立的职业，既不同于理发师、铁匠，也不同于一般意义上的医生。

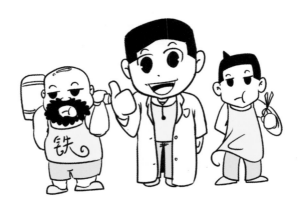

言归正传。如何选择靠谱的口腔医院呢？口腔医疗机构大体有以下几类，看起来是各有优势。

——口腔专科医院。

优势：科室门类齐全，口腔专家云集，治疗设备先进，对于大多数口腔问题，都能提供全面的诊疗服务。

劣势：分科详细，患者容易挂错号。

建议：疑难杂症和追求质量的患者建议直奔口腔专科医院。

特别提示：一般只有口腔专科医院有急诊的，如果夜间牙外伤或急性牙髓炎，这里是唯一的去处。

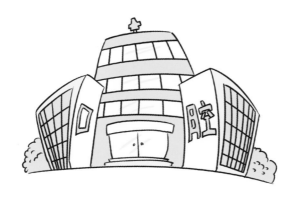

——综合医院的口腔科。

优势：场子大、科室全，能够为有全身疾病的口腔患者提供全方位诊疗支撑。

劣势：个别时候难以处理口腔疑难杂症。

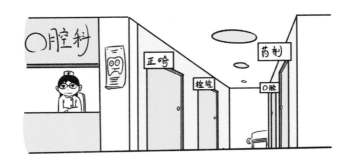

——诊所。

优势：环境好，服务热情。

劣势：诊疗水平及收费差异较大，患者需自行甄别。

建议：服务控的患者们的首选，很多诊所在修复、正畸等美容性治疗方面还是很有优势的。

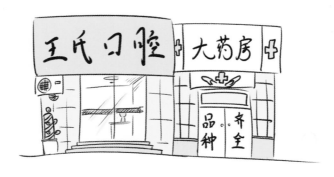

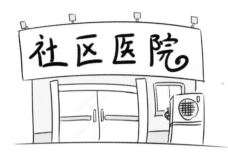

——社区医院的口腔门诊。

优势：离家近。

劣势：一般只能进行简单治疗。

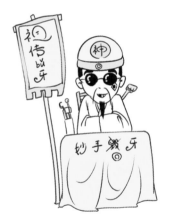

——地摊。常见于城乡接合部和公园、早市等地，搜肠刮肚未发现有什么优势，最大劣势是不卫生、不安全、不靠谱，建议看看热闹可以，真打算治牙的话还是移步上面 4 个去处。

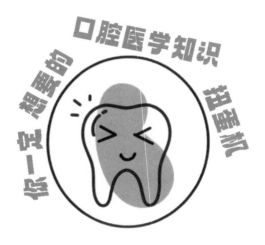